Viktor Sommer

Jetzt ist es genug!

Leben ohne Alkohol

Deutscher Taschenbuch Verlag

Ausführliche Informationen über unsere Autoren und Bücher finden Sie auf unserer Website
www.dtv.de

MIX
Papier aus verantwortungsvollen Quellen
FSC® C019821
FSC www.fsc.org

Originalausgabe 2005
6. Auflage 2011

Umschlagkonzept: Balk & Brumshagen
Umschlagfoto: mauritius images / Foodpix
Redaktion und Satz: Lektyre Verlagsbüro
Olaf Benzinger, Germering
Gesetzt aus der Sabon 10/12,5'
Druck und Bindung: Druckerei C. H. Beck, Nördlingen
Gedruckt auf säurefreiem, chlorfrei gebleichtem Papier
Printed in Germany · ISBN 978-3-423-34222-3

Inhalt

Zur Einführung: Die Sache mit dem Alkohol

Es gibt viele Bücher zu dem Thema Alkoholsucht, aber nur wenige aus der Sicht eines Betroffenen. Als Alkoholiker kenne ich viele Schwierigkeiten, die man sich als Abhängiger selbst bereiten kann. Doch nach meiner Erfahrung lassen sich eine ganze Reihe wirksamer Strategien angeben, wie man trocken werden und auch bleiben kann. Wer Probleme mit dem Alkohol hat oder auch nur glaubt, solche Schwierigkeiten zu haben, der findet in diesem Buch praktische Ratschläge und Erläuterungen. Für die Angehörigen von Alkoholikern sind hier außerdem grundsätzliche Informationen zusammengefasst, die ein Verständnis für das Verhalten der Betroffenen ermöglichen.

Die Alkoholsucht ist eine ziemlich komplexe Angelegenheit. Das beginnt schon damit, dass es sich um eine Krankheit handelt und nicht um Willensschwäche, wie oft fälschlich angenommen wird. Wenn es ganz einfach genügen würde zu wissen, dass Alkohol körperliche Schäden hervorruft und süchtig macht, dann könnten alle Betroffenen eines Tages den Entschluss fassen, ihren Alkoholkonsum einzustellen. Genau hier fangen die Schwierigkeiten aber für gewöhnlich an.

Es geht also um einen Erfahrungsbericht über die inneren Auseinandersetzungen, die Kämpfe, die psychischen Fußangeln und Fallgruben dieser Krankheit. Viele Alkoholiker haben berechtigte Angst, wenn ihnen der Arzt schlechte Leberwerte nachweist, und es gibt überhaupt keinen Grund, die körperlichen Schäden zu verharmlosen. Aber die weitaus schwierigere Seite des Alkoholismus sitzt als Suchtkrankheit in der Psyche der Betroffenen selbst.

Vom Alkohol geht für sie eine magische Wirkung aus, die alle Vorsätze und Schwüre auf Verzicht unterläuft. Trotz besseren Wissens wiederholt sich der Griff zur Flasche, er untergräbt das Selbstbewusstsein des Alkoholkranken und macht ihn im Endstadium zu einem psychischen und körperlichen Wrack. Handelt es sich bei Alkoholikern deshalb um besonders labile und schwache Menschen? Tatsächlich gibt es keinen »typischen« Alkoholiker. Sie sind weder besonders dick oder dünn, besonders intelligent oder dumm, noch besonders willensschwach oder stark.

Sie können diese Liste einfach ergänzen und werden nichts »Typisches« für den Alkoholiker finden. Sie rekrutieren sich aus dem ganzen menschlichen Tiergarten, aus allen Schichten und Berufssparten. Es ist sozusagen alles dabei, positiv wie negativ. Das einzig Besondere am Alkoholiker stellt seine Krankheit dar. Diese Krankheit lässt sich allerdings sehr viel schwieriger erfassen als etwa ein gebrochenes Bein. Dieses wird geschient, eingegipst und wächst zusammen, damit ist das Malheur meistens ausgestanden. Der Alkoholismus verlangt nach langwierigen Therapien und Gegenmaßnahmen.

Welche Probleme diese Krankheit bereitet, zeigt allein die Tatsache, dass sich die Betroffenen »auf Raten« umbringen. Dabei kommt ihnen ein besonderer Umstand der Krankheit entgegen: Es gibt eine Phase, in der die Alkoholkrankheit nur sehr schwer zu diagnostizieren ist – eine Zeit, in der sich die spätere Suchtkrankheit erst schwach abzeichnet und keine klaren Symptome aufweist. Der Verlauf ist also schleichend und als solcher besonders hinterhältig. Bei einer solch langsamen Entwicklung kann sich die Abhängigkeit vom Alkohol lange Zeit unbemerkt ausbilden. Das diffuse Vorstadium der Krankheit ohne eindeutige Alarmzeichen begünstigt die regelmäßige Selbstbeschwichtigung der Betroffenen.

Tatsächlich ist Alkoholismus eine Krankheit, die sich über lange Zeit hinweg verdrängen und verharmlosen lässt. Die fatale Folge: Das Drama der Krankheit spitzt sich unaufhörlich zu, denn der angehende Alkoholiker stellt immer wieder fest, dass er weitertrinken kann und darf, weil der Verlauf über lange Zeit hinweg kaum eindeutige Symptome liefert.

Das Verblüffende dieser Suchtkrankheit zeigt sich darin, dass Abhängige sogar den eigenen frühzeitigen Tod in Kauf nehmen, um weitertrinken zu können. Darin steckt eine gehörige Portion an Widersinn, ja beinahe Wahnsinn. Bei genauerem Hinsehen und nach jahrelanger Erfahrung mit der Trockenheit lassen sich aber bestimmte Verhaltensweisen und Strategien des Alkoholikers erkennen. Diese Verhaltensweisen treten bei allen Betroffenen immer wieder auf, sie gehören zu einem bestimmten Repertoire der Selbstüberlistung, zu einer Strategie des Absturzes. Es geht also um jene stillen Zwiegespräche, die vor jedem Absturz, vor jeder Trinkphase ablaufen, und die uns später in verkatertem Zustand verwundert fragen lassen, warum dies nun wieder – schon wieder – so gekommen ist.

Der Abhängige nimmt sogar den eigenen frühzeitigen Tod in Kauf, um weitertrinken zu können.

Die Alkoholkrankheit ist eine Suchtkrankheit, und sie macht etwas aus uns, was wir erst einmal begreifen müssen. Wer erste Probleme im Umgang mit dem Alkohol bei sich feststellt, der sollte sich aus *Selbstsorge* ernsthaft damit auseinander setzen. Die bloße Feststellung, dass man »etwas zu viel« trinkt, stellt zwar einen unverzichtbaren ersten Schritt dar, aber jede Suchtkrankheit greift in viel größerem Stil in unser Leben ein, als wir uns das zunächst vorstellen können. Je besser man die Suchtkrankheit Alkoholismus in ihren vielen Auswirkungen begreift, desto souveräner kann man mit ihr umgehen.

Bin ich's oder bin ich's nicht?

Die Selbsterkenntnis, Alkoholiker zu sein, erfordert einigen Mut. Alle Betroffenen scheuen vor diesem Eingeständnis anfänglich zurück. Für viele Menschen stellt sich zunächst die prinzipielle Frage, ob eine mögliche Suchtproblematik auf sie überhaupt zutrifft. Es ist nur natürlich, bei dieser Frage zu zögern, denn schließlich würde eine Alkoholkrankheit zahlreiche Konsequenzen fordern. Aus eigener Erfahrung weiß ich, welche Probleme das Eingeständnis der Krankheit macht, und wie unüberwindlich die damit verbundenen Auswirkungen auf das tägliche Leben zunächst erscheinen. Der Alkoholismus lässt sich sehr wohl überwinden, und es wird darum gehen, die entsprechenden Wege aus der Sucht aufzuzeigen. Aber Sie wissen vielleicht noch nicht, ob Sie überhaupt ein Problem mit dem Alkohol haben. Wie kann man sich Klarheit darüber verschaffen, ob man selbst zu den Alkoholkranken zählt oder eben nicht?

Fangen wir einmal drastisch an: Wenn Sie in der Früh in Ihr Waschbecken würgen und sich anschließend vorsichtig ein Bier einflößen müssen, damit Sie sich überhaupt ohne massive Entzugserscheinungen unter Menschen wagen können, dann sind Sie eindeutig alkoholkrank. So eindeutige Symptome zeigen sich allerdings erst sehr spät in der Karriere eines Betroffenen. Die erste Gegenmaßnahme besteht in jedem Fall darin, sich klar zu machen, dass man Alkoholiker ist. Das trifft auf alle Stadien der Alkoholkrankheit zu – auch die leichteren Fälle also, die von schweren morgendlichen Entzugserscheinungen *noch* weit entfernt sind.

Ein eindeutiges Kriterium für Ihre alkoholischen Probleme können Sie auch an anderen äußeren Symptomen ablesen, die weniger deutlich als das Würgen am Waschbecken sind. Zittern der gespreizten Finger, im Fachjargon auch *Scheppern* genannt, gilt als deutliches Anzeichen. *Schweißausbrüche* am Tag gehören ebenfalls dazu. Natürlich muss dem ein Alkoholmissbrauch am Vorabend oder Vortag vorausgegangen sein.

Das Zittern der Hände und die Schweißausbrüche sind so genannte körperliche Entzugssymptome nach überreichlichem Alkoholgenuss und treten am nächsten Tag auf. Die Qualen wachsen mit dem Grad und der Dauer der Alkoholabhängigkeit ganz erheblich und werden eben manchmal mit einem Morgenbier abgemildert. Über die Jahre steigert sich dies eventuell bis zum Dauerrausch, und die »Waschbeckenphase« ist erreicht. Sie können aber auch Alkoholiker ohne Waschbecken und Dauerrausch sein. Es gibt so genannte *Quartalstrinker*, die in regelmäßigen Abständen alkoholische Exzesse veranstalten: Beispielsweise einmal im Monat oder in anderen Abständen erlebt der Quartalstrinker den Totalabsturz. Die körperlichen Konsequenzen für ihn sind allerdings keinesfalls harmlos. Auch dieser Trinkertyp kann sich restlos zusammensaufen und elend an seiner Sucht sterben.

Eindeutige Beweise für eine Alkoholkrankheit stellen Heimlichkeiten und das Verstecken von Vorräten dar. Wer irgendwo, wie dezent auch immer, seine Flasche deponiert hat oder Vorräte anlegt, der gehört mit Sicherheit zu den Betroffenen. Regelmäßig verbindet sich die versteckte Flasche auch mit dem heimlichen Trinken. Der mitgeführte Flachmann in der Firma, das Nachtanken auf der Toilette, stellen eindeutige Symptome dar, und die Betroffenen sind sich in diesem Stadium über ihren Zustand zumindest ansatzweise auch im Klaren. Wer den offenen Konsum aus der Hausbar bevorzugt, darf dies umgekehrt nicht als pauschalen Freispruch werten. Hier kommt es auf den Anlass, die Häufigkeit und das Ausmaß des Alkoholkonsums an.

Weniger eindeutig als derartige Symptome und Verhaltensweisen sind verschiedene Vorstadien der Suchterkrankung. Angehende Alkoholabhängige ahnen, dass etwas nicht stimmt, und kaufen bereits gezielt und kontingentiert ein. Statt einer Kiste Bier im heimischen Keller holen sie sich ihren Bedarf flaschenweise. In diesem Fall liegt die Erkenntnis vor, dass jede größere Vorratshaltung zu einem Besäufnis führen könnte. Es besteht also beispielsweise die starke Neigung, eine Kiste Bier vollständig zu leeren und nicht aufzuhören, bevor nicht alles weggetrunken ist. Ein solches Verhalten muss noch nicht die Regel darstellen, es genügt schon, wenn es gelegentlich auftritt. Man sollte derartige Eskapaden keinesfalls auf die leichte Schulter nehmen! Das Gefährdungspotenzial hat hier bereits sehr ernste Formen angenommen.

> Eindeutige Beweise für eine Alkoholkrankheit stellen Heimlichkeiten und das Verstecken von Vorräten dar.

Wenn jemand regelmäßig »nur« zwölf Halbe aus der Kiste trinkt, muss ich ihn enttäuschen. Das Kriterium ist hier nicht, dass die Kiste jedesmal leer sein muss. Auch bei zwölf Halben wird das rechte Maß überschritten. Zwölf Bier sind zu viel – auch wenn Sie vielleicht jemanden kennen, der sein ganzes Leben lang 13 Bier pro Tag getrunken hat und dem es angeblich dabei immer hervorragend gegangen ist. Es können je nach persönlicher Konstitution auch schon drei Bier zu viel sein. Die ganzen Mengenangaben, auf die sich Alkoholiker gerne berufen und an denen sie verzweifelt festzumachen suchen, dass sie keine Alkoholiker sind, dienen in aller Regel nur dem selbstbetrügerischen Nachweis, gesund zu sein.

Wenn Sie herausbekommen wollen, ob Sie ein ernst zu nehmendes Alkoholproblem haben, vergessen Sie am besten zunächst die Mengenangaben, weil diese eben – obwohl sie ein so eindeutiges Kriterium zu bieten scheinen – auch vollkommen in die Irre führen können. Sich hier selbst zu täuschen, kann außerordentlich gefährlich sein, denn die Alkoholkrankheit verläuft – ohne Behandlung – immer tödlich. Sie haben nur eine einzige Chance: Falls Sie alkoholkrank sind, müssen Sie es selbst erkennen. Die Betonung liegt hier auf *selbst*. Dann haben Sie schon halb gewonnen. Selbst etwas zu erkennen heißt aber nicht zwingend, es für alle Zeiten allein aushalten zu müssen. Es gibt zahlreiche Leidensgenossen, und es werden immer mehr. Dabei gilt ein altes Sprichwort: »Geteiltes Leid ist halbes Leid«, aber davon später.

Woran können Sie aber nun zuverlässig erkennen, ob ein ernsthaftes Problem mit Alkohol vorliegt? Es gibt eine ganze Menge entsprechender Kriterien. Neben den oft irreführenden Mengenangaben – abgesehen von eindeutigen Fällen, wie den zwölf Bier und zwei Litern Wein pro Tag, von schärferen Getränken ganz zu schweigen – drängt sich die Häufigkeit des Alkoholmissbrauchs förmlich auf.

Wer einmal im Jahr ein Bier zu viel trinkt, zählt nicht zu den Alkoholikern. Auch wenn es zweimal passiert, ist das kein Grund zur Panik. Aber Sie ahnen vielleicht schon, wo auch hier das Problem liegt. Die Angabe einer Grenze ist sehr schwierig. Handelt es sich um einen Alkoholiker, wenn 17- oder 32-mal über den Durst getrunken wird? Das klingt harmlos. Aber bedenken Sie: Das Jahr hat 52 Wochen. Wer also 32-mal zu viel getrunken hat, der nähert sich bereits jener Grenze, die den wöchentlichen Missbrauch anzeigt. Wer nur 17-mal zuschlägt, der betrinkt sich immerhin schon öfter als einmal im Monat. Diese Anzahl an Räuschen erfüllt bereits die Kriterien des Quartaltrinkers.

Die wirkliche Anzahl derartiger Eskapaden verschwimmt im alltäglichen Leben außerdem sehr leicht, denn normalerweise führt niemand Buch über seine Räusche. Jede ungefähre Angabe im Fall der Alkoholkrankheit kann also stark täuschen und gilt nicht ohne Grund als höchst riskant. Ein scheinbar günstiges Ergebnis auf der Basis einer subjektiven Einschätzung kann einen Betroffenen hier sehr teuer zu stehen kommen. Es zählt auch zu den besonderen Tücken der Alkoholkrankheit, dass alle Argumente *gegen* die Krankheit gerne eine Überbetonung finden. Alkoholiker lieben jeden Einwand gegen die Krankheit, weil sie dann weitertrinken können. Wir bagatellisieren die Menge und die Anzahl unserer »Ausrutscher« höchst routiniert. Ich kann daher nur jeden warnen, die Menge und die Häufigkeit des Alkoholmissbrauchs zur Grundlage eines Urteils über denjeweiligen aktuellen Standes in Sachen Alkoholismus zu machen. Jeder sollte aus eigenem Interesse – und ich meine hier tatsächlich *Lebensinteresse*! – genauer hinschauen. Wer überleben will, sollte ein sehr strenger Richter mit sich selbst sein. Warum mit sich selbst? Weil es keinen anderen gibt. Niemand – wirklich niemand – kann einem erwachsenen Menschen den Alkohol verbieten, als solcher ist er ausschließlich seiner ureigenen Selbstkontrolle verantwortlich.

Waschbecken, Scheppern, Schweißausbruch, Heimlichkeiten und kontingentierter Einkauf von Alkohol stellen absolut verlässliche Kriterien für eine Alkoholerkrankung dar. Viel schwieriger, und dies trifft auf alle Alkoholabhängigen irgendwann zu, sind dagegen die Vorstadien und die unausgereiften Fälle zu beurteilen. Es gibt hier keine so eindeutigen körperlichen Symptome. Wir müssen also sehr viel genauer hinschauen, denn die Möglichkeiten der Selbsttäuschung wachsen in diesem Fall enorm.

Bevor wir die relevanten Positionen durchgehen, sollten Sie aber einen Punkt in aller Konsequenz und Klarheit erfasst haben, verinnerlichen und faktisch auswendig lernen:

Selbsttäuschung ist für den Alkoholiker deshalb so interessant, weil er dann das tun kann, was seine Krankheit fordert: weitertrinken. Der Alkoholiker sucht insgeheim also nach Auswegen, um weitertrinken zu können. Man sollte dies immer berücksichtigen, wenn man sich selbst die Frage stellt, ob man Alkoholiker ist oder nicht. Schauen Sie lieber dreimal hin, denn es geht um Ihr Leben.

Vorstadien schwerer Alkoholerkrankungen sind sehr heikel zu diagnostizieren. Nicht selten schleppen sich diese Menschen jahrelang mit ihrem Alkoholproblem durchs Leben – besser gesagt: Sie quälen sich durchs Leben, bis ihr Problem so gewachsen ist, dass die ganze Angelegenheit eindeutige Formen angenommen hat. Im Fachjargon heißt das, dass der *Leidensdruck* noch nicht groß genug für eine Veränderung des eigenen Verhaltens ist.

Wie kann ein minder schwerer Fall aussehen? Zunächst harmlos. Man trinkt eben ab und zu etwas zu viel. Aber das machen schließlich fast alle. Also »eigentlich« ist es nicht so schlimm. Wenn da dieser dumme Verdacht nicht wäre, oder zumindest dieses schlechte Gewissen. Immer wieder zu viel und jetzt schon wieder. Im Grunde, das haben wir uns schon oft in einem stillen Zwiegespräch mit uns selbst gesagt, geht das nicht so weiter. Vielleicht haben wir auch noch den Satz hinzugefügt, dass wir morgen aufhören, heute aber noch nicht.

Daran ist nichts besonderes, denn viele Menschen leisten derartige Schwüre regelmäßig zu Silvester. Das betrifft die Gewichtsreduzierung und das Rauchen sowie zahlreiche andere Gewohnheiten, von denen alle wissen, dass sie ungesund sind.

Aber einmal ehrlich, ist es bei Ihnen nicht ein wenig – nur ein ganz klein wenig – anders? Sie könnten beispielsweise diese Schwüre öfter leisten, vielleicht sogar in festen Abständen. Vielleicht fangen Sie dazu am besten an, ein Tagebuch zu schreiben. Dazu müssen Sie kein Schriftsteller sein. Für den Anfang genügt es vollkommen, wenn Sie vermerken, wann Sie getrunken haben, wann Sie zu viel getrunken haben und wann Ihnen dieses ganze Theater mal wieder so richtig zum Hals heraushängt. Auf diese Weise bekommen Sie eine ungeschminkte Übersicht.

Nehmen wir einmal an, Sie haben gerade Ihren Schwur auf Abstinenz geleistet und auch keinen Alkohol mehr zu sich genommen. Sie haben also für längere Zeit – ein, zwei Tage oder vielleicht sogar zwei Monate – überhaupt keinen Alkohol mehr angerührt. Sie hatten aber bereits einen vielleicht nicht ganz unbegründeten Verdacht, dass etwas mit Ihnen nicht stimmen könnte, und deshalb haben Sie sich diese abstinente Phase schließlich selbst verordnet. Das muss so sein, wenn Sie ehrlich sind, denn andernfalls hätten Sie sich überhaupt nichts gedacht und einfach weiter Ihr »normales« Quantum an Alkohol konsumiert, wie andere das ja auch tun. Natürlich würden Sie auch wieder gerne etwas trinken, obwohl der letzte Kater vielleicht sehr unangenehm war, aber der liegt nun schon weit hinter Ihnen.

Außerdem haben Sie eine Idee: Sie sagen sich: »Wenn ich mit dem Alkohol für längere Zeit Schluss gemacht habe, muss alles mit mir in Ordnung sein. Alkoholiker sind schließlich diejenigen, die dauernd an der Flasche hängen.« Jetzt können Sie natürlich auch den folgenden Schluss ziehen: »Ich bin kein Alkoholiker, weil ich aufhören konnte, und deshalb darf ich auch wieder etwas trinken.«

Sie machen dann bitte einen Eintrag in Ihr Tagebuch. Vielleicht haben Sie es schon gemerkt: Das kann eine Variante der Selbsttäuschung sein, einer der vielen Wege, sich selbst auszutricksen. In dieser Form der Selbstüberredung sind Alkoholiker äußerst erfinderisch und sehr großzügig.

Die abstinente Phase dient dazu sich selbst zu beweisen, dass man wieder trinken darf. Das klingt verrückt, gehört aber zu den üblichen Strategien des Alkoholikers. Das Ziel der Selbstüberlistung besteht immer im Weitertrinken.

Der Fachausdruck für das beschriebene Verhalten heißt übrigens *kontrolliertes Trinken*. Der Alkoholiker versucht, kontrolliert zu trinken, indem er abstinente Phasen einschiebt. Meines Erachtens verdeckt dieser Ausdruck nur den wesentlichen Vorgang der Selbstüberlistung, der hier stattfindet. Es geht in erster Linie um den Scheinbeweis der eigenen Normalität, der dann wieder in die nächste Trinkphase hineinführt. Die Dauer dieser Phasen kann beträchtlich variieren und auch die Alkoholquantitäten können sich von Person zu Person stark unterscheiden. Die Menge stellt aber kein zuverlässiges Kriterium dar. Entscheidend ist hier nur, dass Sie sich mit Ihrem Alkoholkonsum nicht mehr wohl fühlen und gelegentlich bewusst abstinent bleiben.

Etwas anderes ist der *Kontrollverlust* beim Trinken. Sie hatten vor, an diesem Abend nur zwei Bier zu trinken, daraus sind dann leider sechs geworden. Das »leider« steht für Ihre Enttäuschung, dass Sie schon wieder nicht das Limit eingehalten haben. Sie können einfach nicht aufhören, wenn Sie erst einmal angefangen haben. Damit wirklich von einem Kontrollverlust gesprochen werden kann, muss sich dieses Verhalten immer wieder einstellen. Ein gewisses Quantum an Alkohol führt meistens zu einem Zusammenbruch aller guten Vorsätze. Ich sage hier ausdrücklich »meistens«. Sollte es Ihnen gelingen, ein paarmal das vorher festgesetzte Limit einzuhalten, haben Sie damit noch keinen Beweis für ein normales Verhältnis zum Alkohol geliefert. Sie könnten in der überwiegenden Zahl der Fälle das Limit mit Mühe einhalten und eben »nur selten« mehr als zuvor festgesetzt trinken. Unter Umständen befinden Sie sich in einem Stadium, in dem es Ihnen gelegentlich noch gelingt, die Kontrolle aufrechtzuerhalten. Mit dem Verlauf der Krankheit nimmt diese Fähigkeit natürlich ab. Die Kontrolle entgleitet uns immer mehr.

Ein deutliches Symptom für ein handfestes Alkoholproblem zeigt sich auch am Trinkverhalten. Der so genannte *Problemtrinker* setzt den Alkohol zur Stressbewältigung ein. Sobald ein Problem auftritt, greift dieser Trinkertyp zu seinem »Allheilmittel«. Das Fatale an dieser Gewohnheit besteht darin, dass der Alkohol als Entspannungsmittel die Betroffenen in eine Art Watteschachtel verpackt. Die Problemtrinker verlieren durch ihre Taktik allmählich immer mehr an Belastbarkeit, und der Griff zur Flasche erfolgt notgedrungen immer öfter. Am Ende ist das Nervensystem derartig angegriffen, dass die geringsten Missstimmungen den »Freund« in der Flasche auf den Plan rufen. Dabei entspannt der Alkohol nur für einen kurzen Augenblick. Seine tatsächliche Wirkung steigert den Stress sogar, denn der Schlaf als dringend notwendige Regenerationsphase verläuft unter Alkoholeinfluss gestört. Die sachliche Einschätzung auftretender Probleme gelingt dem Trinker natürlich auch nicht, denn die Kehrseite sei-

Die Alkoholkrankheit besteht aus einer Abfolge von typischen Symptomen – der »Alkoholikerkarriere«.

ner »Therapie« besteht in einem verkaterten Zustand. Dieser Zustand macht ihn für alle auftretenden Probleme erheblich empfänglicher, er muss am Ende also mit der Doppelbelastung von Kater und Stress zurechtkommen.

Bezüglich Kater entwickeln Betroffene gelegentlich auch eine typische Verhaltensweise: Die so genannte Badetherapie. Die Entzugserscheinungen werden durch ein heißes Bad gemildert, aber dahinter verbergen sich zwei Aspekte: Erstens entspannt das heiße Wasser den überforderten Körper, zweitens kann sich der Betroffene der Illusion hingeben, durch das Schwitzen »alles« loszuwerden. Das heiße Bad nimmt den Charakter einer rituellen Reinigung vom Alkohol an, häufiges Baden nach entsprechenden Alkoholexzessen stellt also ein sehr ernst zu nehmendes Warnzeichen dar.

Neben den typischen Einzelerscheinungen des Alkoholismus und seiner Vorstufen gibt es auch die Möglichkeit, den Gesamtverlauf dieser Krankheit zur Einschätzung der eigenen Betroffenheit heranzuziehen. Die Alkoholkrankheit besteht aus einer Abfolge von typischen Symptomen, man spricht daher auch von einer »Alkoholkarriere«. Jede Phase dieser Karriere durchläuft typische Stadien, die sich am besten in einer Art Überblick darstellen lassen. Da es sich nur um ein Schema handelt, finden die einzelnen Stadien nur eine knappe Darstellung. Wichtig ist der Gesamtverlauf:

Eine Alkoholkarriere lässt sich in einzelne Phasen mit bestimmten Symptomen einteilen, die der amerikanische Arzt und Suchtforscher Elvin Morton Jellinek aufgestellt hat. Neueste Erkenntnisse zeigen, dass diese Symptome nicht unbedingt in der genannten Reihenfolge auftreten müssen. Die Abfolge entspricht also lediglich dem durchschnittlichen Verlauf der Krankheit, doch alle Symptome können von der genannten Ordnung auch abweichen und die Grenzen zwischen den einzelnen Krankheitsphasen verwischen. Insgesamt lassen sich vier Phasen unterscheiden: die präalkoholische Phase, die Prodomalphase, die kritische Phase und die chronische Phase.

Präalkoholische Phase

In der ersten Phase hat der Alkohol die Funktion der Belohnung, und die Betroffenen setzen ihn entsprechend ein. Die Grenze zu einer beginnenden Krankheit ist allerdings unklar, denn zwischen einem gepflegten Glas Alkohol und einem gelegentlichen »Trinken über den Durst« lässt sich nur schwer unterscheiden. Wer empfindet Alkohol schon als unangenehm, oder wer stuft seinen Genuss als Strafe ein? Alkohol würde von einem gesunden Menschen überhaupt nicht getrunken werden, wenn man irgendwelche negativen Eigenschaften des Getränks feststellen könnte. Niemand trinkt, was nicht schmeckt – außer bittere Medizin, um gesund zu werden. Bei genauerem Hinsehen lässt sich die Belohnung durch Alkohol allerdings bereits im Frühstadium von einem unproblematischen Alkoholgenuss unterscheiden. Das Belohnungstrinken stellt ein deutliches Anzeichen für eine beginnende Alkoholkrankheit dar, denn der Betreffende setzt den Alkohol gezielt und bewusst als Stimmungsverbesserung ein. Es geht eben nicht mehr ausschließlich um den Geschmack, sondern der Alkohol beginnt seinen Status zu verändern. Er ist auch kein Durstlöscher mehr, sondern dient zumindest teilweise als »Medizin«, als Mittel zur Enthemmung oder als Entspannungshilfe. Die Belohnung kann auch den Charakter der Stressbewältigung annehmen. Gelegentlich fungiert Alkohol sogar als »Nachbrenner«: Bei Ermüdung liefert er als Aufputschmittel für begrenzte Zeit Energie.

Die erste alkoholische Phase verbirgt sich im alltäglichen Leben und tritt nach außen wie ein harmloser Umgang mit dem Alkohol auf. Deshalb bemerkt auch niemand den Beginn seiner Alkoholkrankheit. Es gibt in dieser Phase kaum negative Begleiterscheinungen. Der Alkohol wirkt hier als Mittel noch positiv – von gelegentlichen Kopfschmerzen einmal abgesehen. Und selbst diese bilden keine unausweichliche Begleiterscheinung, denn die persönliche Konstitution kann die negativen Auswirkungen bis zu einem gewissen Grad in der Anfangsphase auffangen.

Prodomalphase

Ein sehr sicheres Kriterium für diese Phase besteht in gelegentlichen Erinnerungslücken, dem so genannten *Filmriss* nach überreichlichem Alkoholgenuss. In der Prodomalphase steigt auch die Neigung zu heimlichem Trinken. Die Betroffenen tendieren zu einem unbeobachteten Schluck, und sie beginnen sich häufig Gedanken darüber zu machen, wie viel an Nachschub zur Verfügung steht. Gelegentlich werden die ersten Gläser sehr hastig heruntergeschüttet, womit sich eine erste Gier nach dem Stoff ankündigt. Leise Ahnungen zu einer möglichen Krankheit deuten sich ebenfalls bereits an. Man ist etwas verunsichert und entwickelt erste Schuldgefühle. Dazu gehört auch, dass Gespräche über Alkohol nur sehr ungern geführt werden, das Thema wird immer mehr zu einem Tabu. In dieser Phase dämmert dem Betroffenen bereits, dass etwas nicht stimmen könnte. Die Unwilligkeit aber, sich mit entsprechenden Fragen auseinander zu setzen, gehört bereits zur Krankheit selbst.

Kritische Phase

Der Kontrollverlust beim Trinken ist nun fast schon die Regel beziehungsweise lässt sich nicht mehr leugnen. Wer dieses Stadium des Trinkens erreicht hat, der trinkt fast automatisch mehr, als er sich vorgenommen hat. Eine ebenso zwangsläufige Reaktion besteht darin, erklären zu müssen, warum dies alles so gekommen ist. Der Alkoholabhängige erfindet für sich selbst und für andere Erklärungen seines Trinkverhaltens. Der Erfindungsreichtum darf hier fast als unerschöpflich gelten, allerdings klingen die Argumente häufig schon recht schräg und absurd.

In der kritischen Phase beginnt der Alkohol bereits die Persönlichkeit zu deformieren. Betroffene zeigen gegenüber Vorhaltungen einen deutlichen Widerstand, und die Ermahnung,

»nicht so viel zu trinken«, ruft nur Ärger hervor. Gleichzeitig muss der Kranke sich selbst bestärken: Er beginnt die eigene Person aufzuwerten und seine eigenen Leistungen größer zu machen, als sie tatsächlich sind. Die Angeberei paart sich nicht selten mit einem aggressiven Auftreten. Natürlich fehlt auch das Gegenteil, die depressive Seite nicht. In der kritischen Phase deutet die regelmäßige Stimmungstrübung an, was später noch ausführlicher als »Armes-Schweinchen-Spiel« beschrieben wird.

Generell orientiert sich der Betroffene nun mehr nach innen und am Alkohol, der ein immer zentralerer Lebensinhalt wird. Er lässt Freunde fallen oder vernachlässigt sie, frühere Interessen treten immer stärker in den Hintergrund. Alle sozialen Beziehungen revidiert der Alkoholkranke, indem er sie in einem »völlig neuen Licht sieht«, der Arbeitsplatz spielt keine große Rolle mehr. Das Familienleben ist unter diesen Bedingungen natürlich bereits deutlich beeinträchtigt. Es gibt erste Bestrebungen sich einen Alkoholvorrat anzulegen, während das »normale« Essen immer mehr an Bedeutung verliert. Die ersten körperlichen Defekte erzwingen schon Einweisungen in die Klinik. Am Ende der kritischen Phase steht das regelmäßige morgendliche Trinken.

Chronische Phase

Der Alkoholkranke gibt sich seiner Sucht mehr oder weniger hin. Er widmet sich für mehrere Tage dem Rausch und trinkt einfach durch. Sozial tritt ein deutlicher Abstieg ein. Verstärkt sucht der Alkoholiker nun Personen unter seinem Niveau auf und stellt an die neuen »Freunde« lediglich die Bedingung des hemmungslosen Alkoholkonsums. Bei Mangel an Alkohol kann der Betroffene bereits auf »Ersatzstoffe« wie Haarwasser oder Brennspiritus zurückgreifen. Psychisch bekommt er es mit massiven Angstzuständen zu tun, das Zittern wird zu einem ständigen Begleiter. Seine Ausreden und Erklärungen hinsichtlich des eigenen Alkoholkonsums versagen zusehends. Er ist nun offensichtlich krank, und es geht ihm so schlecht, dass er auch für therapeutische Angebote offener wird.

So weit die sehr kursorische Auflistung der Symptome in den Phasen des Alkoholismus. Ich halte sie der Übersicht wegen für nützlich, aber gleichzeitig bietet ein derartiges Schema viel zu wenig Spielraum für individuelle Formen des Alkoholproblems. Glücklicherweise zeigen sich sehr viele Alkoholabhängige schon vor der chronischen Phase für Argumente zugänglich. Es trifft zwar durchaus zu, dass es dem Alkoholiker zunächst sehr schlecht gehen muss, bevor er entsprechende Maßnahmen zur Heilung seiner Krankheit ergreift. Die Schulmeinung, die erst für die chronische Phase eine gewisse Einsicht unterstellt, trifft jedoch nicht unbedingt zu. Für viele Betroffene genügen die negativen Erfahrungen der kritischen Phase vollauf. Die überwiegende Mehrheit alkoholkranker Menschen muss nicht erst Brennspiritus und Haarwasser konsumieren, um den eigenen Zustand realistisch einzuschätzen. Umgekehrt gilt, dass schwächere Symptome immer die Neigung zur Beschwichtigung verstärken. Der Alkoholiker wehrt sich gegen jeden Gedanken, der ihn von der Flasche trennen könnte. Gleichzeitig wächst die Ahnung von dem Problem. Der Betroffene bewegt sich zwischen zwei Fronten: Einmal möchte er weitertrinken, und zum anderen verstärken sich die negativen Begleiterscheinungen, die sein schlechtes Gewissen fördern. Viele Alkoholiker verbleiben oft für Jahre in dieser unentschiedenen Position.

Bei der Beurteilung der eigenen Situation kann die Phaseneinteilung der Alkoholkrankheit eine Übersicht bieten. Gleichzeitig empfiehlt sich kein buchstäbliches Anklammern an diese Fassung des Krankheitsverlaufes. Im Leben verläuft vieles anders als im Schulbuch. So ist das auch mit dem Alkohol. Die Alkoholkrankheit kann sich sogar in unserem Leben eine Zeit lang verstecken, so dass wir sie nur sehr schwer aufstöbern können. Wie bei jeder Krankheit muss der Betroffene erst Symptome entwickeln, damit er seinen Zustand überhaupt bemerken kann. Natürlich gilt auch hier: Früherkennung erleichtert die Gegenmaßnahmen. Jedoch fällt gerade bei schwach ausgeprägten Symptomen die Akzeptanz der eigenen Alkoholkrankheit sehr schwer. Das ist die teuflische Seite dieser Krankheit. Wenn Sie bereits schwer erkrankt sind und jeden Morgen über dem Waschtisch würgen, kommen Sie um die Feststellung der Erkrankung nicht mehr herum.

Viel schwieriger ist es einzusehen, dass etwas mit einem nicht so ganz stimmt, wenn gelegentlich oder eben »nur« abends »kleine Sünden« vorkommen. Das ist höchst menschlich – aber diese Fehleinschätzung betrügt den Alkoholkranken um sein Leben. Und umgekehrt lässt sich dieses Leben zurückgewinnen und in vollen Zügen genießen. Wenn Sie wirklich Alkoholiker sein sollten, können Sie nämlich alles machen bis auf eine einzige Sache: Alkohol können Sie nicht mehr trinken. Und was ist eigentlich so schlimm daran, nichts zu trinken? Wirklich beängstigend ist es nur für einen Alkoholkranken, weil er am liebsten dauernd trinken möchte.

Wenn Sie keinerlei Problem mit dem Alkohol haben, dann können Sie überall und dauerhaft auf ihn verzichten.

Bei Alkoholkranken löst diese Vorstellung meistens Panik aus: »*Nie* mehr Alkohol, das schaffe ich *niemals*.« Diese Reaktion darf einen nicht verwundern, denn schließlich wollen Alkoholiker nur eines: *weitertrinken*. Ihr heftigster innerster Wunsch als Alkoholiker, ihr wunderbarster Traum ist: immer trinken zu können. Es handelt sich aber *nicht um diesen Menschen selbst*, sondern um das, was die *Krankheit aus ihm macht*. Der Alkohol bewirkt dies langsam, schleichend, und wir können ohne Übertreibung von einer ziemlich hinterhältigen Krankheit sprechen. Die Heimtücke besteht in dem langsamen Verlauf der Krankheit, der für lange Zeit eine unauffällige Entwicklung der Verhaltensweisen des Süchtigen erlaubt.

Das Versteckspiel

Es gibt überraschend wenige trockene Alkoholiker, die ganz klar sagen können, wann sie Alkoholiker geworden sind, warum sie zu trinken angefangen haben, und wie das alles überhaupt so weit kommen konnte. Das macht den Alkohol bedrohlich, weil der Eindruck entsteht, es hier mit etwas Unfasslichem zu tun zu haben. Alkohol ist irgendwann einfach in unser Leben getreten, und wenn wir daran erkrankt sind, dann bestimmt er dieses Leben, nimmt uns in die Zange.

Das Versteckspiel des Alkohols im Leben hat in hohem Maße mit unserer Vergesslichkeit zu tun. Niemand kommt als Alkoholiker auf die Welt – abgesehen von den Kindern, denen ihre dauernd alkoholisierten Mütter schon im Mutterleib einen Dauerrausch verschaffen. Aber das ist in den seltensten Fällen wirklich so. Alkoholiker muss man erst werden, deshalb hat jede Alkoholkrankheit auch eine Geschichte, und diese Geschichte fängt meistens so harmlos an, dass man sie vergisst. Der Anfang ist in aller Regel nicht mehr rekonstruierbar. Irgendwann haben wir wie alle anderen auch einmal mit dem Trinken von Alkohol begonnen – und zwar ganz »normal«. Es kann aber sein, dass wir schon damals etwas dabei entdeckt haben, was wir mittlerweile vollständig vergessen haben: Alkohol hat uns damals unbeschreiblich gut getan, hat uns in eine euphorische Stimmung versetzt. Er hat uns vielleicht sogar aus einer schlechten Stimmung herausgeholt, glücklich und fröhlich gemacht. Genau an diesem Punkt beginnt die Alkoholkarriere.

Zunächst handelt es sich noch um *Alkoholmissbrauch*. Der Stoff dient in diesem Fall als Mittel. Alkohol wirkt bei fast allen Menschen entspannend und hebt die Stimmung. Bei Alkoholikern kommt die Entdeckung dazu, dass sie Missstimmungen oder Spannungszustände kurzfristig aufheben können, wenn sie Alkohol trinken. Damit wir uns richtig verstehen: Es geht hierbei nur um ein befristetes psychisches Wohlbefinden. Es geht um jenen Bereich, in dem der Alkohol zunächst positiv wirkt. Negative Auswirkungen wie herumzuwanken, die Treppe herunterzufallen, eventuell den Führerschein zu verlieren, seine Sozialkontakte letztlich zu zerstören oder die Familien zu zerrütten, werden nicht in die Überlegungen miteinbezogen. Niemand wünscht derartige Konsequenzen, aber der Alkoholiker nimmt sie in Kauf. In diesem Stadium liegt dann kein Missbrauch mehr vor, sondern es ist bereits eine wirkliche Abhängigkeit eingetreten. Warum nimmt der Alkoholiker derartige Konsequenzen in Kauf? Weil ihn die Krankheit zu einem Abhängigen gemacht hat. Die anfänglichen positiven Auswirkungen, die euphorische Stimmung und die angenehmen Seiten des Alkoholmissbrauchs haben sich in die Leidensgeschichte der *Alkoholabhängigkeit* verwandelt. Für den Abhängigen ist der Alkohol zum dominanten lebensbestimmenden Faktor geworden, die Sache, um die sich alles dreht – wirklich alles. Die Flasche hat sich zum Lebenszentrum entwickelt.

Zwischen Alkoholmissbrauch und Alkoholabhängigkeit liegen oft Jahre. Das Versteckspiel der Droge besteht darin, dass wir erst allmählich zu Alkoholikern werden. Irgendwann haben wir den ersten Kontakt zum Alkohol aufgenommen, aber dieser Kontakt verlief für lange Zeit ganz normal. Irgendwann kam jener Zeitpunkt, an dem der Alkohol zum Problem geworden war. An diesen Zeitpunkt können wir uns manchmal erinnern. Jetzt versteckt sich der Alkohol nicht mehr, er ist schon sehr dominant geworden und beansprucht einen Teil unseres Lebens. Scheinbar tritt Alkohol dabei ganz plötzlich in unser Leben und das verleiht ihm aus unserer Sicht eine gewisse dämonische Eigenschaft. Die Krankheit hat einen Verlauf, der in den meisten Fällen lange Zeit verdeckt erfolgt und unbemerkt bleibt. Deshalb verläuft das Leben zunächst normal. Man kann hinterher nicht genau angeben, wann man zum Alkoholiker geworden ist. Das Bedrohliche besteht im scheinbar plötzlichen Auftauchen, weil wir uns nicht an die banale und unauffällige Einstiegsphase erinnern können. Wir haben das einfach vergessen, weil es so harmlos war.

Es gibt eine ganze Reihe von Strategien, mit denen wir uns den »halbversteckten Alkohol« noch für lange Zeit schmackhaft machen. Halbversteckt nenne ich eine Phase, in der uns langsam dämmert, dass etwas nicht stimmen könnte. Wir verfügen freilich über sehr raffinierte Formen der Selbsttäuschung: Wir können Probleme verdrängen, und wir können uns selbst immer wieder kunstvoll überlisten, indem wir uns selbst zum nächsten Gläschen überreden. Wir tun das freilich verdeckt, keinesfalls offen, denn sonst würden wir das Spiel ja schon durchschaut haben, und es gäbe keine chronischen Alkoholiker in der Endphase.

Eine Strategie der Selbstüberredung hatte ich Ihnen bereits vorgestellt: Das so genannte kontrollierte Trinken. Sie beweisen sich dabei, dass Sie für eine gewisse Zeit nichts trinken können und deshalb trinken dürfen. Ziemlich raffiniert und ziemlich verrückt! Alkoholiker verfolgen bei ihrer eigenen Selbstüberlistung auch oft die Belohnungsstrategie: Nach harter Arbeit erfolgt die berechtigte Belohnung. Nicht jeder ist deshalb Alkoholiker. Es könnte aber sein, dass sich diese Taktik bei Ihnen automatisiert hat. Irgendwann können Sie sich vielleicht nicht mehr entspannen, ohne Alkohol getrunken zu haben. Vielleicht tritt auch schon eine Schlafstörung ein. Es gelingt nur dann problemlos einzuschlafen, wenn Sie etwas getrunken haben. Sie setzen in jedem Fall den Alkohol bereits wie ein Medikament ein.

Am deutlichsten können Sie es bei der Schlafstörung erkennen. Um einschlafen zu können, erfolgt der Griff zur Flasche. Leider entwickelt Ihr »Hilfsmittel« eine Art Eigenleben, denn es handelt sich um einen Suchtstoff. Tabletten können im Übrigen einen ähnlichen Effekt hervorrufen. Die besondere Gefahr liegt wieder in dem allmählichen Verlauf, bei dem im Nachhinein nur sehr schwer festzustellen ist, wann die ganze Angelegenheit zur Krankheit entartet ist. Man fängt irgendwann an, den Alkohol systematisch als Entspannungsmittel einzusetzen oder als Schlafmittel zu benutzen. Dann ist es im Grunde bereits zu spät, der Alkohol hat Sie schon gepackt. Aber man bemerkt diesen Punkt eben erst hinterher, weil es sich um einen langsamen Verlauf handelt. Der Alkohol stiehlt sich über eine weite Strecke unbemerkt in unser Leben hinein. Niemand trinkt wegen einer Schlafstörung sofort regelmäßig Alkohol.

Der ganze Vorgang könnte sich beispielsweise folgendermaßen entwickeln. Eines Tages entdeckt der zukünftige Alkoholiker das Entspannungsmittel Alkohol. Außerdem befindet er sich in einer besonders intensiven Arbeitsphase, und er muss schlafen, weil der nächste Tag wieder erhebliche berufliche Belastungen mit sich bringt. Das hält einen Monat an. In dieser Zeit greift der zukünftige Alkoholiker öfter zur Flasche. Die Mengen sind noch harmlos, und das angedeutete Beispiel muss auch nicht zu einer Suchterkrankung führen, aber die außerordentliche Belastungsphase tritt in Beruf jedes Jahr zur gleichen Zeit auf. Nach drei Jahren kommt eine Ehekrise mit anschließender Scheidung dazu. Der oder die Einsame trinkt nun etwas mehr, weil es für längere Zeit schlechter geht. Im nächsten Jahr sterben die Eltern oder eines der Geschwister und eine neue Beziehung stellt sich als schwierig heraus.

Irgendwann können Sie sich vielleicht nicht mehr entspannen, ohne Alkohol getrunken zu haben.

Das Beispiel erscheint gekünstelt und konstruiert, aber es ist nicht unwahrscheinlich. Das Leben besteht eben leider auch aus unangenehmen und manchmal sehr bedrückenden Ereignissen. In jedem Fall kann der Alkohol zunächst wie ein Heilmittel erscheinen, und es gibt ja nicht umsonst die schöne Bezeichnung des »Seelentrösters« für den Alkohol. Manche Kneipennamen sprechen auch deutlich aus, was gemeint ist: der »Sorgenbrecher« beispielsweise. Am Ende einer wie auch immer gearteten Folge von so genannten Schicksalsschlägen trinkt der Betreffende nicht mehr nur im Belastungsmonat, sondern immer dann, wenn Schwierigkeiten auftreten. Das hat er oder sie nun

»gelernt« und ist zum Typ des *Problemtrinkers* geworden. Bei Schwierigkeiten oder Missstimmungen kommt der Griff zur Flasche, denn der Alkohol hilft anfangs sofort. Allmählich fällt das Einschlafen aber generell schwerer. Ein bisschen Alkohol gehört jetzt immer dazu – und zwar bereits übers ganze Jahr verteilt. Was unser Körper und unsere Psyche normalerweise ohne jedes Medikament und ohne jede Droge können, das gelingt jetzt nur noch mit Alkoholeinfluss einigermaßen.

Es handelt sich allerdings um keinen natürlichen Schlafverlauf mehr, denn die Schlafphasen verlaufen unter Alkoholeinfluss anders. Der Schlaf des Trinkers verschafft weniger Erholung als der natürliche Schlaf. Zum Stress oder zu den Problemen tritt also noch zusätzlich die Belastung der unzureichenden Regenerierung in der Nacht hinzu. Die Betroffenen schlafen zwar unter Alkoholeinfluss rasch ein, aber sie schlafen außerordentlich schlecht, und langfristig wird ihre ganze Situation immer unerträglicher. Dabei droht zusätzlich die Gefahr der Dosiserhöhung, denn ein Gedanke liegt natürlich nahe: Was einmal geholfen hat, das könnte erneut helfen. Es liegt fast auf der Hand, die Dosis des »Hausmittels« zu erhöhen.

> Was unser Körper und unsere Psyche normalerweise ohne Droge können, das gelingt nur noch unter Alkoholeinfluss.

In der dargestellten Situation steigert sich der Alkoholkonsum, wobei es banal und harmlos angefangen hat. Der Alkohol nimmt an unserem Leben über weite Strecken weitgehend unbemerkt teil. Warum ich Ihnen diese Banalität überhaupt so ausführlich schildere? Sie wollen in diesem Abschnitt herausbekommen, ob Sie ein Problem mit dem Alkohol haben. Wenn Sie noch nicht jeden Morgen über dem Waschtisch würgen, Schweißausbrüche haben und heftig zittern, dann verlangt Ihre Selbstanalyse etwas mehr an Gespür und Sorgfalt. Sie müssen sozusagen die noch geheimen Wege der Krankheit kennen lernen. Es geht um Vorboten, um erste versteckte Signale. Sie sollten diese Signale jedoch außerordentlich ernst nehmen, denn auch hier gilt, was auf jede Krankheit zutrifft: Eine Heilung ist bei Früherkennung erheblich leichter.

Die Psyche des Alkoholikers sagt in diesem Fall natürlich etwas ganz anderes, Sie ahnen sicher schon, was: Diese Psyche sagt, wenn ich erst im Anfangsstadium bin, dann ist es gar nicht so schlimm. Also kann ich *weitertrinken*. Es ist dies allerdings auch der direkteste Weg in den monatelangen Schweralkoholikerentzug in geschlossenen Anstalten oder auf die Intensivstation.

Die kultivierte Form: Das eine Glas Wein

Alkoholiker verfügen selbstverständlich noch über weitere Strategien der Selbstüberlistung, denn dies ist ein Gebiet, auf dem ihre Kreativität fast unerschöpflich scheint. Die Jagd nach dem Stoff, der Suchtdruck, beflügelt die Phantasie des Alkoholikers ungeheuer. Es gibt auch die Variante des hochkultivierten Trinkens. Nach meiner Erfahrung sind hierfür Frauen etwas anfälliger, weil sie mehr Wert auf gutes Benehmen und Etikette legen und auch in diesem Sinne erzogen werden. Außerdem trinken Frauen geringere Flüssigkeitsmengen und greifen daher seltener zu Bier. Für die kultivierte Variante benötigen wir in aller Regel Wein und – falls der Alkoholgehalt nicht mehr ausreichen sollte – den gepflegten Schnaps im durchdesignten Glas. Diese Schiene verläuft über die Ästhetik und das Ambiente, was natürlich nichts daran ändert, dass die ganze Unternehmung mit dem Magenbitter am wenig angenehmen Bahnhofsklo enden kann. Das wahre Gesicht des Alkoholismus lässt uns am Ende nicht den kleinsten Rest an Würde und Selbstachtung.

Besonders verführerisch ist kultiviertes Trinken in Verbindung mit gutem Essen, das angeblich ohne entsprechenden Wein nicht zu Ehren kommen kann. Der Tisch ist schön gedeckt, die Kerzen brennen, und das Etikett auf der Weinflasche sieht außerordentlich vielversprechend aus. Man speist in angenehmer Gesellschaft und genießt das Gespräch. Gegen dieses Ambiente ist nicht das Geringste einzuwenden, aber warum ist das alles plötzlich nichts mehr wert, wenn der Wein fehlt? Angeblich kommt es uns doch auf die Gesamtstimmung an, auf die Gesellschaft, das Gespräch und das ausgezeichnete Essen. Das eine Glas Wein gehört sicherlich nicht nur nach Meinung des

Alkoholkranken zum guten Essen wie das Besteck, aber es gibt eben doch einen erheblichen Unterschied: Bei dem Alkoholkranken bleibt es nicht bei dem »einen« Glas Wein. Außerdem dient ihm die gefällige Umgebung, das gepflegte Essen nur als Vorwand, um *weitertrinken* zu können.

Die ganze Situation verschärft sich im Urlaub: Verständlicherweise möchte man es sich da wirklich gut gehen lassen und Zeit steht auch noch reichlich zur Verfügung. Ein »südliches« Lebensgefühl tut den Rest. Die Selbstüberlistung fällt in diesen Momenten besonders leicht. Das Verblüffende daran ist aber, dass diese Situation von Alkoholikern – so meine Erfahrung aus zahlreichen Gruppengesprächen – schon im Voraus vorgestellt wird. Hier setzt ein Wunschdenken ein, das sich in klaren Absichtserklärungen äußert: »Wenn ich in Italien im Urlaub bin, dann möchte ich aber zum Essen auch einen Wein trinken. Das gehört einfach dazu.« Die ganze Angelegenheit besitzt freilich einen weitaus weniger harmlosen Hintergrund als die Vorwegnahme einer herbeigesehnten Urlaubsstimmung. Wir sind durch unsere Suchtkrankheit derartig befangen, dass wir unseren nächsten Absturz bereits in unserer Vorstellungswelt vorwegnehmen.

Besonders verführerisch ist kultiviertes Trinken in Verbindung mit gutem Essen.

Der Kern dieser Überlegungen kreist nicht um die Absicht, in einer angemessenen Situation ein Glas Wein zu trinken. Der Kern oder die hässliche Wahrheit besteht darin, dass wir den Entschluss fassen können, in nächster Zukunft wieder etwas zu trinken. Die alkoholische Seite unserer Psyche fühlt sich dadurch maßlos stimuliert. Bald kommt Nachschub! Die Rahmenbedingungen von kultiviertem Essen, Sonne, Urlaub, Entspannung und Meer dienen nur einem ausgeklügelten Verfahren der Selbstüberredung. Im Geiste wickeln Sie Ihre Flasche sozusagen in harmloses Geschenkpapier ein, entschärfen den Inhalt aber nicht wirklich. Die Varianten des kultivierten Trinkens sind kaum begrenzt.

Es gibt auch die Möglichkeit, das schlechte Gewissen wegen des gesteigerten eigenen Konsums durch den so genannten bewussten Genuss zu beruhigen. Diese Strategie weicht bei ausreichender finanzieller Grundlage auf die Qualitätsschiene aus. Der Kern der Aussage besteht darin, dass ab jetzt nur noch gute Weine getrunken werden. Die Auflösung dieses Tricks gipfelt im saufenden Weinkenner. Um es klar zu sagen: Die Qualität des Weines oder der Spirituosen garantiert weder eine heile Leber, noch verhindert sie die typischen Konsequenzen des Alkoholmissbrauchs auf der psychosozialen Seite. Vereinfacht gesagt, wie es die Kölner Rockgruppe BAP einmal in einem Song schonungslos beschrieben hat: Was gesoffen wird, ist spätestens an der Pissrinne egal. Alles andere stellt nur eine Strategie der Selbsttäuschung dar und gehört zum Spiel des Alkoholikers mit sich selbst.

Das Arme-Schweinchen-Spiel

Das menschliche Leben bietet bekanntlich nicht nur Erfolgserlebnisse oder glückliche Phasen. Der weitaus größere Teil besteht aus Alltag und ein nicht geringer Teil auch aus durchaus unangenehmen Abschnitten. Das ist die Domäne des Alkoholikers, denn hier beginnt faktisch sein Heimspiel. Das Schwelgen in Selbstmitleid und die stumme Klage über die Schlechtigkeit der Welt gehören zum zweiten Gesicht der Alkoholkrankheit. In der typischen Zurückgezogenheit oder in der offizielleren Form des Gesellschaftstrinkers steckt immer ein kleiner Misanthrop, dessen Stimmung freilich durch den Alkohol noch zusätzlich verstärkt wird. Die Droge unterstützt die Depression, und sie liefert damit die Voraussetzung für einen erneuten Absturz: »Es geht mir schlecht, also darf ich mir doch wenigstens einen guten Schluck genehmigen.« Die Folgeerscheinungen bestätigen dann wiederum den miesen Zustand der Welt. Das ist wieder eine der typischen Karussellfahrten, auf die uns der Alkohol für gewöhnlich schickt – immer im Kreis herum, unmerklich zunächst, aber immer tiefer in die Krise hinein.

Das Arme-Schweinchen-Spiel hat einen ganz erheblichen Vorteil. Alkoholabhängige müssen sich anschließend keinen Vorwurf machen, denn die Welt ist schuld. Die Welt da draußen hat es im Grunde zu verantworten, dass man jetzt und hier und in Zukunft so viel trinken muss. Alles andere wäre nicht zu ertragen. Wir sind also wieder dort, wo der Alkoholiker für sein Leben gerne hingelangen möchte: Er darf jetzt nicht nur *weitertrinken*, sondern er bildet sich ein, jetzt sogar *weitertrinken zu müssen*, denn er hat einen überzeugenden Grund für sein Verhalten gefunden. Es nützt im Übrigen auch nichts, über diesen Weltzustand groß zu debattieren, denn man kann daran nach

Ansicht des Alkoholikers nichts ändern. Nicht das Geringste lässt sich ändern.

Warum ist der Alkoholkranke von dieser Weltlage so felsenfest überzeugt? Jede Veränderung der schlechten Welt würde ja zuletzt sein Trinkverhalten in Frage stellen, und der eben noch gerechtfertigte Konsum der Droge wäre plötzlich zu einem Missbrauch geworden, dem jegliche Legitimation fehlen würde. Was muss die Welt also sein? Abgrundtief schlecht und absolut unwandelbar. Die Zukunft kann nicht düster genug aussehen, denn sie bietet in ihrer Aussichtslosigkeit immerhin eine Rechtfertigung für den nächsten Schluck Alkohol.

Natürlich ist die Welt kein Ort der durchgängigen Freude, der absoluten Gerechtigkeit oder der allenthalben über uns hereinbrechenden Liebe. Die Welt kann tatsächlich sehr hart und ungerecht mit uns umgehen. All dies gehört einfach zu den Wechselfällen des Lebens, die tatsächlich durch nichts gerechtfertigt sind. Niemand soll behaupten, das sei alles nur ein Zuckerschlecken. Andere Menschen wissen das auch, sie erfahren die gleichen oder ähnliche Schicksalsschläge. Sie kommen aber nicht zu derartig negativen Urteilen. Bei ihnen bleibt ein positiver Rest, ein Grund zur Hoffnung. Manche begründen diese Hoffnung mit einem in der Kindheit vermittelten Urvertrauen, andere schwören auf religiöse Einflüsse, die manche Menschen stabilisieren können. All dies kann zutreffen und es kann vielleicht sogar aus der Krise mit dem Alkohol heraushelfen. Das einzige Motto, das hier gilt, ist: Was mir hilft, das verwende ich auch, denn der einzige zuverlässige Maßstab bleibt mein eigenes Befinden. Aber genau um dieses Befinden betrügt sich der Alkoholiker. Seine abgrundtief schlechte Stimmung, seine Depression und seine Resignation gegenüber der Welt beruhen in erster Linie auf dem Missbrauch der Droge. Die Welt kann so schlecht sein, wie sie will – nur mit Alkohol wird sie noch schlechter und vor allem für den Trinkenden eben hoffnungslos. Das ist der Punkt, den man sich vollkommen klar machen soll-

Die Welt da draußen ist schuld.

te. Die Gemeinheit liegt in der dauernden Wiederholung, im Zirkel von Frustration und anschließendem Absturz. Dann, aber eben auch nur dann, kann die Welt als restlos schlecht und ausweglos empfunden werden. Der Mikrokosmos aus absoluter Weltenttäuschung entsteht mit dem Alkohol in unserem Kopf, und dort trifft er auf die Krankheit, die eine ziemlich abgeschmackte Rede hält:

»So etwas wie dich habe ich schon lange gebraucht. Du bist meine Existenzgrundlage, mein Sparstrumpf und meine zweite Seele im Geiste. Wenn du im siebten Kreis der Hölle schmorst, hole ich Nachschub. Ich helfe dir in deiner aussichtslosen Lage. Trink doch endlich was. Das kann ja keiner aushalten. Niemand kann so etwas aushalten. Mach dir keine Vorwürfe! Wer in so einer Welt lebt, der muss irgendetwas trinken. Wenn die anderen wüssten, wie schlecht es dir geht, dann würden sie verstehen, warum du so viel trinken musst, und aus Sympathie für dein Elend gleich mittrinken. Gott sei Dank geht es denen nicht so schlecht, denn wie gesagt, das kann ja niemand aushalten. Was soll man schon noch tun, außer sich eine kleine Erleichterung zu verschaffen. Wenigstens das muss doch noch erlaubt sein! Ein Wunder, dass du noch nicht verrückt geworden bist. Immer noch besser, etwas zu trinken, als in den Wahnsinn zu verfallen.«

Glücklicherweise wissen Sie jetzt schon, welches Spiel hier gespielt wird. Die Krankheit führt einen Dialog mit uns in unserem eigenen Kopf. Aber wie spricht die Krankheit? Sie benutzt einen ganz raffinierten Trick: Sie schildert uns ihre eigenen Auswirkungen, macht aber etwas anderes dafür verantwortlich. Was sie selbst angezettelt hat, dafür soll nun die Schlechtigkeit der Welt herhalten. Die »unschuldige« Krankheit bietet natürlich auch einen Ausweg an. Was dann kommt, wissen Sie – ein Absturz. Das Gesetz des Trinkers hat zugeschlagen, er oder sie darf nun *weitertrinken*.

Die ganze Kunst der Trockenheit oder eines abstinenten Lebens besteht im Grunde darin, das Karussell des Trinkens anzuhalten. Dieses Karussell hat viele Gesichter. Manche Trinker schaffen sich ein ganz individuelles Karussell, das aus ihrer besonderen Lebenssituation heraus entsteht und auch nur bei genauer Kenntnis dieser Situation durchschaut werden kann. Daher ist es nicht möglich, jede Strategie der Selbstüberlistung detailliert darzustellen. Wir müssen auch nicht alle Varianten genau kennen. Wichtig ist nur, dass wir das Prinzip verstehen. Dieses Prinzip lautet:

Die Krankheit wirkt immer selbstverstärkend in unserer Psyche indem sie dort Verhältnisse schafft oder provoziert, die zuletzt zum Griff nach der Flasche führen. Aber das sind dann nicht Sie selbst, sondern das sind Sie und die Krankheit – nichts anderes.

Es gibt kein fremdes Maß

Richtige Alkoholiker sind immer die anderen. Wir kennen jemanden, der noch mehr trinkt als wir selbst, aber damit klarkommt (oder auch nicht). Wenn die betreffende Person damit klarkommt, ziehen wir den Schluss, dass wir das auch können müssen – natürlich mit Alkohol, und wir trinken weiter. Im umgekehrten Fall kommen wir paradoxerweise zum gleichen Schluss. Falls wir auf einen Menschen treffen, der bereits unübersehbare Schwierigkeiten mit seinem Alkoholkonsum hat, dann ziehen wir den Schluss, noch nicht so weit zu sein. Wir können demnach, vielleicht mit einem schlechten Gewissen, weitertrinken. Insgeheim haben wir uns nur selbst überlistet. Der fundamentale Fehler ist, dass wir jemand anderen zu unserem eigenen Maß erklären. Es kommt tatsächlich aber nur auf uns selbst an, auf uns als individuellen und einzigartigen Menschen. Wenn Sie also meinen, in irgendeiner Form ein Problem mit Alkohol zu haben, dann hören Sie auf, sich mit anderen zu vergleichen. Nur Sie, *ausschließlich Sie*, müssen mit sich selbst und Ihrer Art zu trinken auch fertig werden. Die anderen sind hierbei kein Maßstab. In Wahrheit erfolgt der Vergleich mit anderen Alkoholkonsumenten im Wesentlichen deshalb, weil wir merken, dass wir in Sachen Alkohol von einem normalen Verhalten abweichen. Es geht also hauptsächlich darum, unsere eigenen Zweifel auszuräumen.

Die anderen sind niemals ein Maßstab für unser eigenes Trinkverhalten. Jeder Vergleich erfolgt nur aus einer tiefen Verunsicherung heraus.

Am gefährlichsten sind hier überraschenderweise die guten Freunde, die nichts von der Alkoholkrankheit verstehen. Wenn Sie noch nicht ganz unten waren und Ihre Sucht vor Ihrer Umgebung relativ gut verheimlichen konnten, kommt es unweigerlich zu dem Urteil aus Ihrer Umgebung, dass Sie kein Alkoholiker sein können. Natürlich meinen es die Freunde außerordentlich gut mit Ihnen. Diese Freunde mögen Sie wirklich und sie wollen Ihnen helfen. Bei den Freunden läuft folgende Überlegung ab: Sie sind eine von ihnen geschätzte Person. Eine geschätzte Person bringt man ungern mit etwas Negativem in Verbindung. Alkoholiker sein, ist etwas Negatives. Deshalb sind Sie kein Alkoholiker. Wenn die Verdachtsmomente etwas heftiger sind, kommt es zu sprachlichen Eiertänzen und Ausweichmanövern: Sie sind kein »richtiger« Alkoholiker. Ihre Freunde wissen aber nicht, was ein »richtiger« Alkoholiker ist. Sie haben vielleicht hier und da etwas gehört und irgend jemand hat auch einen Verwandten gehabt, der auf Entziehungskur gewesen sein soll. Verglichen mit diesem Verwandten sind Sie dann wiederum kein Alkoholiker. Besonders ahnungslose »Experten« verstehen unter einem Alkoholiker nur den Obdachlosen unter der Brücke.

Mit allem, was Sie aus dem bereits Gelesenen über die Alkoholkrankheit wissen, können Sie jetzt über diese laienhaften Betrachtungen nur schmunzeln. Die gutgemeinte Hilfe Ihrer Freunde besteht genau im Gegenteil des Guten: Man bringt Sie mit dem Urteil – *Du bist ja kein Alkoholiker* – eventuell um! Aber bleiben wir mal bei dieser heiklen Frage, um die sich ja schließlich alles dreht: Sind Sie jetzt Alkoholiker oder sind Sie kein Alkoholiker?

Eine schwierige Übung

Sie sind ein erwachsener Mensch und haben wie alle Erwachsenen irgendwann die Verantwortung für Ihr Leben übernehmen müssen. Es gibt niemanden, der Ihnen als eigenverantwortlichem Menschen letztlich Urteile über Sie selbst abnehmen kann. Natürlich gibt es viele selbstberufene Zeitgenossen, die uns laufend beurteilen, positiv wie negativ. Aber mit diesen Menschen haben wir es im Moment nicht zu tun, sie spielen hier keine Rolle. So wie Sie hier alleine lesen, sind Sie nämlich auch mit Ihrem Glas und Ihrer Flasche allein. Sie allein bestimmen, ob Sie Alkohol trinken oder nicht. Selbstverständlich gibt es auch Menschen, die mit uns trinken wollen und uns entsprechend auffordern. Als erwachsener und eigenverantwortlicher Mensch entscheiden aber grundsätzlich Sie selbst, was Sie wollen. Natürlich können wir nicht immer tun, was wir wollen, aber es hat Sie wahrscheinlich noch niemand mit vorgehaltener Pistole oder mit einer Kündigungsdrohung Ihres Arbeitsvertrages zum Trinken gezwungen.

Wenn Sie ein eigenverantwortlicher Mensch sind, müssen Sie auch ganz alleine über Ihre Haltung zum Alkohol eine Entscheidung fällen. Ich kann Ihnen lediglich meine Erfahrungen mitteilen und Anhaltspunkte liefern, die Ihre Entscheidung erleichtern könnten. Sie haben oben einige Kriterien und Anhaltspunkte zur Alkoholkrankheit erhalten. Wie sieht es diesbezüglich bei Ihnen aus? Sind Sie's oder sind Sie's nicht? Es gibt hier im Übrigen nur eine klare Entscheidung: ja oder nein. Ein Zwischenzustand ist ausgeschlossen. Ich weiß nicht, wie Ihr Urteil lautet, ich will Sie auch nicht beeinflussen. Wenn ich hier fortfahre, dann tue ich das selbstverständlich für Alkoholiker. Falls Ihr Urteil »ja« lautet, möchte ich Ihnen eine kleine Übung empfehlen, wobei ich davon ausgehe, dass Sie allein sind und nicht gehört werden können. Diese Übung mag Ihnen zunächst lächerlich erscheinen, aber ich werde im Verlauf dieses Kapitels noch erklären, was dahinter steckt.

Sagen Sie sich einmal vor: Ich bin ein Alkoholiker. Oder: Ich bin eine Alkoholikerin. Sie können das im Kopf sagen, so wie Sie es gerade gelesen haben, nicht laut. Es liest sich meistens viel leichter, als es sich spricht. Lesen heißt ja, dass es noch jemand anderes indirekt vorsagt. Weil die Übung sehr schwer ist, stehen Sie jetzt auf und sagen es laut – *ohne* Buch, denn Sie brauchen weder mich noch das Buch. *Ich bin Alkoholiker.* Oder: *Ich bin Alkoholikerin.* Sie können diese Übung – Sie haben sich selbst dazu entschieden – beliebig oft wiederholen. Aber bitteschön mit etwas Würde und Zeit. Herunterleiern gilt nicht! Schließlich geht es hier um ein Urteil, zu dem Sie selbst gelangt sind. Sie lassen sich also Zeit zwischen jedem: Ich bin Alkoholiker. Oder: Ich bin Alkoholikerin. Es ist eine kurze Aussage, aber in dieser Kürze liegt eine ganz besondere Würze. Es ist ein sehr wichtiger Satz für Sie. Sie betonen jedes Wort und sprechen den Satz langsam aus. Sie lassen sich jedes Wort auf der Zunge zergehen. Machen Sie das *jetzt* und *gründlich*! Vielleicht fällt es Ihnen nicht leicht, den betreffenden Satz überhaupt einmal auszusprechen. Es wäre allerdings normal, wenn Sie hier Probleme haben. Trotzdem müssen Sie irgendwann einmal diese Hürde nehmen. Warum es so wichtig ist, erfahren Sie ein paar Zeilen später.

> Die ganze Kunst eines abstinenten Lebens besteht darin, das Karussell des Trinkens anzuhalten.

Die Übung lässt sich übrigens noch erschweren, das Schwierigste kommt sozusagen zum Schluss. Sie haben den Satz schon mehrmals gesagt, vielleicht nicht allzu laut, man möchte ja schließlich dabei nicht so gerne gehört werden. Auf die Lautstärke kommt es auch nicht an, obwohl Sie ihn – falls möglich – wenigstens hörbar aussprechen sollten. Wenn man den Satz intensiv spricht, dann kann man ihn zunächst auch leise sprechen, das macht nichts. Das ist wie auf der Bühne im Theater, wenn die Schauspieler etwas sehr Wichtiges sagen und die Stimme dazu senken, damit die Zuschauer besonders konzentriert zuhören.

Nun machen Sie das Ganze noch einmal. Das Sprechen, das intensive Sprechen, können Sie schon, Sie haben es ja auch mehrmals geübt. Damit es nicht langweilig wird, müssen Sie aber noch eine weitere Aufgabe erfüllen, die Sie nur *ganz alleine für sich erfüllen* können. Kein Mensch kann Sie dabei kontrollieren, denn niemand kann in Sie hineinschauen. Ob Sie den Satz ordentlich gesagt haben und sich auch die notwendige Zeit genommen haben, das könnte ein anderer Mensch noch kontrollieren. Was jetzt kommt, kann kein anderer Mensch jemals für Sie tun: Sie versuchen einmal festzustellen, wie es Ihnen geht, wenn Sie den Satz aussprechen. *Ich bin Alkoholiker.* Oder: *Ich bin Alkoholikerin.*

Sie halten es für eine blöde Aufgabe oder viel zu vage, wenn Sie feststellen sollen, wie es Ihnen dabei geht? Dann machen wir es genauer. Wie es Ihnen geht, heißt hier: Ihre Stimmung und Empfindung muss zu diesem Satz passen. Anders ausgedrückt: Wir können etwas sagen, aber etwas anderes meinen. Wir können nur den Mund bewegen, aber nicht wirklich das empfinden oder meinen, was wir bei dieser Mundbewegung sagen. Es ist fast wie lügen. Ich meine damit nicht, dass Sie lügen! Woher sollte ich so eine Schlussfolgerung nehmen können. Ich kenne Sie nicht und weiß nichts von Ihnen. Sie machen diese Übung ganz für sich selbst, haben sich aus eigenem Antrieb dazu entschlossen. Also führen Sie auch bitte diese letzte Prüfung vollkommen eigenverantwortlich durch und stellen Sie selbst fest, ob Sie auch das empfinden, was Sie da sagen!

Sie könnten diese Übung übrigens in den nächsten Tagen wiederholen. Ich empfehle es Ihnen sogar dringend. Vielleicht geht es Ihnen aber gerade nicht besonders gut. Sie möchten die Übung nicht wiederholen, weil Sie glauben, dass es Ihnen die Stimmung vermiest. Eigentlich gibt es dafür keinen Grund. Sie haben für sich etwas festgestellt. Ihre Feststellung ist nicht gerade erfreulich und man muss auch einigen Mut aufbringen, jedenfalls ging mir das so. Aber Sie haben auch etwas geschafft und dafür würde ich jetzt am liebsten aus dem Buch springen und Ihnen die Hand drücken. Sie haben sich nicht belogen. Sie sind ehrlich zu sich selbst gewesen – Sie zu sich!

Warum ist es wichtig, sich selbst gegenüber ehrlich zu sein? Erstens, weil der Alkoholiker am liebsten weitertrinken will. Aber wir sind jetzt schon ein Stückchen weiter und können etwas genauer hinsehen. Die Faustformel, dass der »Alkoholiker am liebsten *weitertrinken*« will, lässt sich genauer fassen. Sie können jetzt zwischen sich und »dem Alkoholiker« unterscheiden. Das klingt zunächst etwas verwirrend, weil ich Ihnen gerade eine Art Anleitung gegeben habe, bei der Sie festgestellt haben – Sie für sich –, dass Sie mit dem Alkohol Ihre Schwierigkeiten haben. Das Eingeständnis, Alkoholiker zu sein, lässt sich aber auch so begreifen, dass Sie eine Krankheit haben. Wer eine Krankheit hat, der kann zwischen sich selbst und der Krankheit unterscheiden. Alles, was Sie zum Alkohol treibt, Ihre süchtige Seite also, gehört zwar zu Ihnen: Aber es ist das, was die Krankheit mit Ihnen macht. Was uns als Alkoholiker zum Trinken treibt, das ist die Krankheit an und in uns, aber das sind glücklicherweise nicht wir als ganzer Mensch. Es ist wie bei anderen Krankheiten, wo immer nur ein Teil von uns befallen ist.

Wenn Sie sich den Fuß umgeknickt haben, lässt sich der defekte Körperteil genau eingrenzen. Natürlich heilt ein verstauchter Fuß innerhalb einer bestimmten Zeitspanne, was die ganze Angelegenheit leichter erträglich macht. Bei chronischen Krankheiten ist es schon sehr viel schwieriger, weil sich die erkrankten Menschen unter Umständen auf ihre Krankheit einstellen müssen. Diese Umstellung des Lebens kann sehr weit gehen. Bei einer Querschnittslähmung müssen sich die Betroffenen beispielsweise auf ein Leben im Rollstuhl umstellen. Das Schicksalhafte solcher Beispiele bietet also durchaus ein Spektrum von vorübergehend lästig bis hin zu tragisch. Eines aber bleibt als gemeinsamer Nenner: Man kann generell zwischen der Krankheit und dem Betroffenen unterscheiden. Jemand hat zwar eine bestimmte Krankheit, aber dieser jemand ist nicht mit dieser Krankheit identisch. Wir unterscheiden uns auch als Alkoholiker von der Alkoholkrankheit, weil wir alle eine eigenständige Person sind. Umgekehrt drängt die Alkoholkrankheit die Person in jedem von uns zurück.

Der Alkohol hat die Tendenz, unsere Eigenständigkeit klein zu machen, unser Selbstbewusstsein und unseren Stolz zu untergraben. Ich meine keinen überzogenen oder übertriebenen Stolz, sondern den einfachen und zu jedem Leben zugehörigen Stolz – was nichts mit Arroganz zu tun hat. Noch einmal:

Das Eingeständnis, Alkoholiker zu sein, versetzt jeden Betroffenen erst in die Lage, sich den Unterschied zu verdeutlichen: Hier die eigene Person und dort der Einfluss der Krankheit. Wer es sich nicht eingesteht, der liefert sich der Krankheit vollkommen aus. Der Betreffende ist in diesem Fall seiner Meinung nach gesund. Deshalb kann er auch nicht nach den Auswirkungen seiner Krankheit suchen.

Eine klare Haltung gegenüber der Krankheit Alkoholismus stellt die Grundlage jeder Gegenmaßnahme dar. Der einfache Satz »Ich bin Alkoholiker«, bereitet oft erhebliche Schwierigkeiten. Die Erfahrungen aus vielen Jahren in Selbsthilfegruppen bestätigen das deutlich. Beispielsweise beantworten Menschen die Frage, ob sie Alkoholiker sind, häufig mit folgenden Wendungen: »Nein, aber ein Problem mit dem Alkohol habe ich schon.« – »Es kann kein Zweifel bestehen, in der letzten Zeit habe ich sicherlich zu viel getrunken.« – »Mir ist klar, dass ich unmöglich so weitermachen kann.« – »Ich sollte das nächste halbe Jahr wirklich nichts mehr trinken.«

Die letzte Antwort schließt übrigens einen späteren Alkoholkonsum schon nicht mehr aus, wie Sie unschwer erkennen können. Der Rückfall ist also schon vorprogrammiert. Alle Antworten drücken sich aber ohne Ausnahme um unseren einfachen Satz herum: »Ich bin Alkoholiker«. Menschen geben oft lieber umfangreiche und komplizierte Erklärungen ab, bevor sie diese drei magischen Worte aussprechen. Woran das liegt? Es wäre eine klare Aussage, die keine Hintertüre mehr offen lässt. Wer es mit »Ich bin Alkoholiker« ernst meint, der hat – vor sich selbst – die Hintertüre geschlossen. Wer es so *sagt* und auch so *meint*, der ist sich selbst gegenüber nur ehrlich. Sie müssen sich selbst gegenüber ehrlich sein, denn wer sonst könnte Sie kontrollieren? Niemand kann Ihnen den Alkohol verbieten, niemand kann den ganzen Tag hinter Ihnen stehen und den Einkauf von Alkohol verhindern.

Im Grunde übernehmen Sie mit dem Satz »Ich bin Alkoholiker« wieder jene Verantwortung für sich selbst, die Sie an die Krankheit abgegeben haben. Sie sollten diese Verantwortung selbstverständlich tragen, denn es handelt sich dabei um einen unverzichtbaren Bestandteil Ihres Lebens. Sie würden diese Verantwortung in Ihrem Leben doch auch sonst nirgendwo freiwillig abgeben, Bevormundung und Entmündigung führen in der Beziehung und im Arbeitsleben regelmäßig zu massiven Auseinandersetzungen. Es gehört zu den schwer zu begreifenden Eigenheiten der Alkoholkrankheit, dass die Betroffenen die Verantwortung für ihr Leben im Grunde an die Flasche abgeben. Die halbe Menschheit hat sich in Freiheitskriegen auf unvorstellbare Weise zerfleischt, aber der Alkoholiker überlässt seine individuelle Freiheit der Wirkung einer Flüssigkeit. Natürlich kann man unter diesen Bedingungen keine besonders hohe Meinung von sich haben: Unser Selbstbewusstsein leidet, wenn wir vor der Flasche kapitulieren.

Es dürfte nun auch klar sein, warum der Satz »Ich bin Alkoholiker« gewöhnlich ziemlich schwer fällt, er bedeutet nämlich dreierlei: Erstens beinhaltet er ein selbst verordnetes Alkoholverbot und handelt dem Wunsch des Weitertrinkens direkt entgegen. Zweitens entzieht dieser Satz der Flasche die Macht und gibt sie wieder an den Sprecher zurück. Drittens gesteht man sich ein mangelndes Selbstbewusstsein ein. In einer solchen Situation fällt es jedoch zunächst schwer, die abgegebene Verantwortung wieder zu übernehmen.

Das mangelnde Selbstbewusstsein

Eine Suchtkrankheit untergräbt regelmäßig das Selbstbewusstsein. Sie tut dies auf unterschiedlichen Wegen, einige Aspekte wurden bereits angesprochen. Dabei ergänzen sich mangelndes Selbstbewusstsein und schlechtes Gewissen in geradezu idealer Form – natürlich zum Nachteil des Kranken.

Ein wackliges Selbstbewusstsein verschaffen sich Alkoholiker schon allein durch ihr laufendes Versagen vor sich selbst. Die Beteuerungen, endlich aufzuhören oder die immer wieder durchbrochenen guten Vorsätze, nur bis zu einer bestimmten Grenze zu trinken, enden nicht selten in einem haltlosen Trinkgelage. Nachdem dies nicht nur einmal passiert, sondern meist ein Prozess ist, der sich über viele Jahre erstreckt, gräbt sich mit der wachsenden Anzahl der Enttäuschungen auch die Überzeugung ein, dass man ja eigentlich nichts wert sei. Da sich die eigenen Entschlüsse nicht durchhalten lassen, beurteilt man sich selbst als inkonsequent und schwach. Außerdem verstärkt der Alkohol jene depressive Neigung, die am Ausgangspunkt des Alkoholkonsums lag. In der Folge wird die eigene Situation noch schwärzer beurteilt, als sie ohnehin schon ist. Das mündet nicht selten direkt in ein »Armes-Schweinchen-Spiel« ein, und das Ergebnis eines solchen Spiels liegt auf der Hand: Jeder neue Absturz bestätigt die Vermutung, dass man nichts wert sei. Das Ganze kann dann wieder von vorne beginnen und so weiter.

Zum mangelnden Selbstbewusstsein alkoholkranker Menschen gehören noch zwei weitere Aspekte, die gewissermaßen Ergänzungen darstellen. Die eine Ergänzung besteht im schlechten Gewissen, die andere in übertriebener Freundlichkeit und Rücksichtnahme. Bleiben wir zunächst beim zweiten Punkt und dem dazugehörigen Phänomen des Ja-Sagens. Wer nichts taugt, der kann im Grunde froh sein, wenn sich andere mit ihm überhaupt abgeben. Das gilt auch, wenn dieser Umgang fast nur aus Forderungen besteht. Wer etwas zu verbergen hat, sagt grundsätzlich lieber »Ja«, weil er hofft, auf diesem Weg eine günstige »Großwetterlage« bei anderen Menschen herbeizuführen. Dabei sagt der Alkoholkranke oft »Ja«, auch wenn er genau weiß, dass eine betreffende Forderung nicht zu Recht erhoben wird, das Ansinnen seines Gegenübers vielleicht sogar eine kleine Unverschämtheit und Frechheit darstellt. Es gibt viele Ellbogenmenschen in unserer Gesellschaft, und sie bringen derartige Forderungen mit größter Selbstverständlichkeit und ohne jede Reue vor. Das sind Menschen vom Stamme »Nimm«. Der Alkoholiker ist unfreiwillig vom Stamme »Gib«. Er gibt laufend her, obwohl er die Ungerechtigkeit der Situation erkennt. Was ist also die Folge? Er wird zwangsläufig noch kleiner werden und sein Selbstbewusstsein noch mehr zerstören.

Auch hier findet sich also die typische Form des Karussells, der laufenden Selbstverstärkung eines Verhaltens. Das mangelnde Selbstbewusstsein führt zu einem schlechten Gewissen. Die Reaktion besteht in verstärkter Neigung, es seiner Umgebung auch recht zu machen. Daraus folgt eine erneute Zerstörung des eigenen Selbstbewusstseins, weil man sich laufend selbst kleiner macht als man ist.

Der Alkoholkranke entwickelt ein schlechtes Gewissen und neigt daher zum »Ja«-Sagen. Er will es allen in übertriebener Form recht machen. Das untergräbt sein Selbstbewusstsein noch weiter.

Ein wesentlicher Faktor bei der Zerstörung des Selbstbewusstseins alkoholkranker Menschen besteht auch im Umgang mit der Droge selbst. Die oberste Forderung der Krankheit an uns zeigt sich, ich wiederhole dies mit voller Absicht laufend, in dem tief verwurzelten Wunsch, weitertrinken zu können. Das Paradies des Alkoholikers besteht aus der ständigen Verfügbarkeit von Spirituosen, Wein oder Bier. Das große Problem bei der Anlage von ausgedehnten Lagerbeständen ist die soziale Umwelt. Man möchte ja nicht als Alkoholiker gelten und versucht also jede Auffälligkeit zu vermeiden. Ein Ort relativer Unauffälligkeit ist die Hausbar oder der Vorrat im Keller. Aber auch hier ergeben sich Probleme, wenn die Vorräte schneller schwinden als sie das eigentlich »offiziell« sollten. Es müssen also leere Flaschen unauffällig entsorgt und diskret ersetzt werden. Der Alkoholiker ist laufend damit beschäftigt, seine Umgebung zu täuschen und letztlich auch zu belügen. Das betrifft nicht nur Arbeitskollegen, sondern eben auch und vor allem enge Familienangehörige. Dieses Verhalten führt notwendigerweise zu einem schlechten Gewissen und letztlich wieder zu einem Gefühl des verminderten Selbstwerts. Die Welt des Alkoholikers spaltet sich in eine offizielle Welt und die wirkliche Welt der Droge. Nach außen muss der Schein gewahrt werden, und in der inneren Welt sitzt ein ganz und gar verlassener Mensch einsam mit seiner Flasche.

Das Spannungsfeld zwischen der »offiziellen Welt« und der »Welt des Alkohols« entsteht übrigens auch für den Gesellschaftstrinker, der das Problem der Heimlichkeit nicht hat. Seine Tarnung besteht in einer sozialen Umgebung, in der Alkoholkonsum üblicherweise stattfindet. Selbstverständlich existieren Kneipen nicht nur für Alkoholkranke, aber sie stellen für den Betroffenen einen unauffälligen Ort des Drogenkonsums dar. Sie bieten eine Legitimation als Treffpunkt, an dem auch andere Getränke und Speisen verkauft werden. Der Gesellschaftstrinker ist aber nur als Trinker anwesend, weil die restliche Gesellschaft nur das Alibi abgibt. Die zwei gegensätzlichen Welten entstehen notgedrungen, weil eine inoffizielle oder heimliche Welt nur in der offiziellen Welt existieren kann.

Heimlichkeit und damit verbundene Lügen können natürlich sehr unterschiedliche Grade erreichen. Wer über keinen unverdächtigen offiziellen Ort für seine Vorräte verfügt, der muss seinen Nachschub entsprechend anderweitig sichern. Da öffnet dann eines Tages die Freundin den Schlafzimmerschrank, und hinter den Bettlaken stapeln sich die Flaschen, oder das Aquarium dient als Depot für den Klaren ohne Etikett. Der Erfindungsreichtum der Suchtkranken ist hier nicht zu unterschätzen. Derartige Maßnahmen ergreift der Alkoholiker allerdings erst dann, wenn er bereits auffällig geworden ist. Der Suchtdruck ist bereits so groß, dass nun selbst vertraute Personen getäuscht und angelogen werden. Im Prinzip handelt es sich hier allerdings nicht um Bosheit oder um die Missachtung der getäuschten Personen (die das natürlich ganz anders empfinden und entsprechend enttäuscht reagieren). Der Alkoholiker verhält sich so, weil er der Krankheit nachgibt, die von ihm das Weitertrinken verlangt.

Der entsprechende Suchtdruck kann sich im fortgeschrittenen Stadium über alle Regeln des sozialen Umgangs und eben auch des Vertrauens hinwegsetzen. Am Ende folgt sogar die Verwahrlosung des äußeren Erscheinungsbildes. Einerseits »muss« der Betroffene trinken, andererseits schämt er sich wegen seiner Sucht. Also weicht er auf die Strategie der Verheimlichung aus. Dadurch tritt er aber in ein ganz neues Verhältnis zu seiner gesamten Umgebung: Freunde, Verwandte, Arbeitskollegen werden allmählich zu Fremden, denn es gibt nur einen einzigen wirklich intimen Freund. Dieser »Freund« erweist sich als äußerst besitzergreifend und verlangt auch noch, im Verborgenen gehalten zu werden. Es gibt also eigentlich keinen einsameren Menschen als den Alkoholiker, denn dieser kann sich mit seinem besten Freund, der Flasche, nicht in die Öffentlichkeit wagen, er kann sich damit nicht einmal in seiner unmittelbaren Umgebung zeigen und er muss sich damit sogar vor der eigenen Familie verstecken. Die Situation ist bei Licht betrachtet hochgradig absurd, und es kann überhaupt nicht verwundern, dass alkoholkranke Menschen unter den geschilderten Bedingungen ihr Selbstbewusstsein ruinieren. Scham und verlorene Selbstachtung treiben den kranken Menschen natürlich noch tiefer in den Sumpf der Suchtkrankheit hinein.

Die Alkoholkrankheit ist in gewissem Sinne selbstverstärkend, weil sie ihr Opfer isoliert, sozial abschirmt, einsam macht und damit noch mehr Gewalt über die Betroffenen gewinnt. Das Ende ist dabei immer das gleiche: Der letzte Freund, die letzte

Gesellschaft bleibt die Flasche, der Alkohol ist der einzige und allein ausschlaggebende Faktor im Leben des Trinkers geworden – das Zentrum, um das sich alles dreht.

Der einzig intime Freund ist die Flasche und daher macht der Alkohol einsam.

Wie sich die Einsamkeit zeigen kann, mag das folgende Beispiel demonstrieren. Das Wochenende beginnt am Freitag Abend nach der Arbeit. Eigentlich wollten Sie noch weggehen, haben aber bereits getrunken. Das Telefon läutet. Sie überlegen, ob Sie überhaupt noch den Hörer abnehmen sollen, weil Sie befürchten, der Anrufer könnte Ihre »Schräglage« an der Aussprache mit Zungenschlag erkennen. Andererseits benötigen Sie wie alle anderen Menschen auch dringenden Sozialkontakt. Sie halten es nicht aus, denn das Klingeln des Telefons dringt in Ihre Isolation wie eine Verlockung ein. Sie reißen sich zusammen und nehmen den Hörer ab. Es gelingt Ihnen noch einigermaßen normal zu sprechen. Der Anrufer ahnt offenbar nichts und will Sie zu einem Treffen mit anderen einladen. Jetzt *müssen* Sie passen! Sie erfinden eine Ausrede. Ihr Telefonpartner versucht noch eine Weile Sie zu überreden, aber Sie können ja unmöglich nachgeben. Man würde Ihren Zustand bei direkter Anwesenheit sofort bemerken, so viel ist Ihnen klar. Nach dem Telefonanruf sind Sie in einer besonders schlechten Stimmung, denn Sie wären im Grunde ja gerne zu diesem Treffen gegangen. Ihr Frust steigert sich verständlicherweise, denn plötzlich ist aus Ihrem Wochenende ein verpatzter Anfang geworden. Ihre Wohnung hat sich in ein Gefängnis verwandelt, aus dem Sie bei Gefahr der Blamage nicht mehr herauskönnen. Sie schämen sich ein bisschen und sind ärgerlich. Natürlich fangen Sie jetzt erst richtig zu saufen an, denn Sie können ja allein daheim nichts anderes tun.

Am nächsten Tag haben Sie einen gewaltigen Kater. Weil es Samstag ist, gönnen Sie sich ein Rekonvaleszenz-Weißbier am Morgen. Es geht Ihnen tatsächlich besser, aber Sie sind schon wieder »angestochen«, weil Sie ja noch gewaltige Anteile an

Restalkohol in sich hatten. Sie können schon wieder nichts unternehmen – außer weiterzutrinken. Am Sonntag ist Ihr Kater zusätzlich um massive Entzugserscheinungen gesteigert: Weil Sie am Montag in die Arbeit müssen, unterdrücken Sie diesmal das Genesungsbier mit anschließendem Weitertrinken. Sie machen einen »kleinen« Selbstentzug durch.

Ein typisches Trinkerwochenende.

So sieht ein typisches Trinkerwochenende in Isolation aus. Am Montag erscheinen Sie zerknautscht in der Arbeit, weil Sie mit Ihren Entzugserscheinungen sehr schlecht geschlafen haben – wenn überhaupt. Der Montag kommt mit seiner Arbeitsbelastung einer Tortur gleich, aber immerhin – Sie sind jetzt wenigstens wieder unter Menschen. Das ganze Wochenende haben Sie nur die Flasche gesehen.

Eine Gesellschaft bleibt allerdings noch: Das sind die Gleichgesinnten. Ab einem gewissen Punkt wird der Alkohol nicht mehr versteckt. Meist hat der soziale Abstieg bereits stattgefunden, und der verbliebene Rest an menschlicher Gesellschaft findet zu gemeinschaftlichem Trinken an der Parkbank oder hinter dem Kiosk zusammen. Das dürften mit ziemlicher Sicherheit die besseren Tage im Leben der Hoffnungslosen sein, denn die Quartiere, die dann noch bleiben, werden nicht ohne Grund bei fast jeder erträglichen Witterungslage mit der Parkbank vertauscht – und wahrscheinlich auch, weil hier ein letzter kleiner Rest an Gemeinschaft geblieben ist. So bedauernswert diese Menschen auch sind, sie stellen nicht die schlimmsten Fälle dar. Obwohl unsere Bankbewohner im Punkt des Alkoholmissbrauchs resigniert haben, verkriechen sie sich nicht in der Heimlichkeit, die ihnen ihre Sucht suggeriert.

Die Zahl der Betroffenen hält sich auf einem erschreckend hohen Niveau und das Einstiegssalter sinkt. Wesentlich mehr Menschen sterben an den Folgen des Alkoholmissbrauchs als etwa an so genannten harten Drogen – der periodisch erscheinende Drogen- und Suchtbericht des Bundesgesundheitsministeriums nennt hierzu immer wieder erschreckende Zahlen.

Die jeweiligen Umstände des Ablebens sind, gelinde gesagt, entsetzlich. Die Entscheidung, sich zu Tode zu trinken, ist eine der härtesten Arten des Selbstmords, sie funktioniert nur um den Preis des qualvollen Sterbens. Der Alkoholikerspruch »Geboren, um zu sterben«, ist nur ein frommer Wunsch, denn hier wird krepiert und nicht gestorben. Man muss sich selbst wirklich hassen, wenn man sich etwas Derartiges zumutet. Aber halt: Eigentlich ist es die Krankheit, die einem ein solches Los beschert, man selbst kommt nur nicht mehr rechtzeitig davon los. Niemand, aber wirklich niemand macht die folgenden Torturen freiwillig mit. Wie sieht der Tod des Alkoholikers aus, beziehungsweise welche Beschwerden stellen sich zuvor ein?

Die Auswirkung des Alkoholmissbrauches auf die Organe beginnt mit der Leber, meist mit der so genannten »Fettleber«. Dabei hat sich die Leber bereits vergrößert und erscheint auffällig weich, im Gewebe lassen sich Fetttropfen nachweisen. Dieses Stadium der Lebererkrankung muss als sehr ernst gelten, aber es bedeutet noch kein Todesurteil. Die Beschwerden sind mäßig und beschränken sich in der Regel auf ein Völlegefühl im rechten Oberbauch. Die reine Fettleber besitzt heute eine recht günstige medizinische Prognose, der Arzt kann hier mit geeigneten Maßnahmen und bei völliger Alkoholabstinenz durchweg positive Wirkungen erzielen.

Bei der eigentlichen Leberzirrhose sieht es bereits wesentlich schlechter aus. Der Betroffene leidet unter Appetitlosigkeit, Erbrechen, Durchfällen und Depressionen, seine Leber hat sich deutlich vergrößert, und sie weist harte Ränder auf. Die typischen Begleitsymptome bestehen in einer pergamentartigen Haut, einer nachlassenden Schambehaarung und deutlich eingeschränkter Potenz bei Männern, die von einer Verkleinerung der Hoden begleitet sein kann. Gelegentlich bilden sich auch Speckbrüstchen aus (*Gynäkomastie*).

Bei einer so genannten »dekompensierten Leberzirrhose« kommt es zu schwersten Komplikationen: Neben Nierenversagen und Stoffwechselstörungen treten auch »Ösophagusvarizen« auf. Es handelt sich dabei um erweiterte Venen im unteren

Speiseröhrenbereich, die durch den gesteigerten Pfortader-Hochdruck entstehen. Den Betroffenen droht hier das Verbluten durch das Aufplatzen der sehr dünnwandigen Varizen.

Die rein medizinischen Diagnosen zeigen aber niemals, wie das Ende eines Alkoholikers wirklich aussieht, denn es handelt sich dabei immer um die Mischung aus körperlichem Verfall und psychischer Tortur. Um es wirklich nachvollziehen zu können, muss man es im Grunde einmal gesehen haben, obwohl ich andererseits dies niemandem wünsche. Nehmen wir einmal die Speiseröhrenblutung als Beispiel: Eine meiner Bekannten hatte sich immer wieder zu exzessiven Trinkgelagen zurückgezogen. Ihr Freundeskreis wusste oft nicht, wo sie sich gerade befand, da sie buchstäblich unterzutauchen pflegte. Gelegentlich konnten wir sie aufspüren, und meistens mussten wir den Notarzt rufen. Einmal ist es uns nicht mehr rechtzeitig gelungen. Von Körperpflege der Kranken ließ sich beim besten Willen seit einigen Wochen nicht mehr sprechen, ihre Kleidung war völlig verwahrlost und dreckig, das stille Örtchen gelegentlich, aber nicht mehr regelmäßig in Anspruch genommen worden. Die ganze Wohnung roch entsprechend. Das erbrochene Blut war überall in der Wohnung zu sehen – das Sterben muss lange gedauert haben.

Wie sieht der Tod des Alkoholikers aus?

Manchmal versuchen Betroffene auch, das letzte Stadium mit den quälenden psychischen Zuständen zu vermeiden: Unfähig, die Sucht selbst noch zu bekämpfen, ziehen sie es vor, ihrem Leben ein Ende zu setzen. Die Motive dieser Selbstmorde leiten sich nicht selten aus dem katastrophalen Zustand dieser unglücklichen Menschen ab. Wir haben eines Tages einen Bekannten gefunden, der es sich im letzten Moment noch anders überlegt zu haben schien, denn seine Hand war in der Schlinge eingeklemmt, die seinen Hals abschnürte. Er hatte keinen Genickbruch erlitten, wie es bei der »humanen« Hinrichtung durch Erhängen üblich ist.

Eine weitere Begleiterscheinung besteht im so genannten »Alkoholdelir«. Üblicherweise geht es hier um den oft scherzhaft erwähnten »rosa Elefanten«, den Alkoholkranke halluzinieren. Tatsächlich handelt es sich um ein Entzugssyndrom, das bereits eine akute Psychose darstellt. Der Betreffende erhält keinen Nachschub mehr, oder er versucht selbst aufzuhören. Mittlerweile haben sich allerdings lebenswichtige Verschaltungen im Gehirn, die durch die massive Alkoholeinwirkung gestört waren, umorganisiert. Es gibt jetzt sozusagen einen Ersatzschaltkreis im Zentralnervensystem, der die lebenswichtigen Steuerfunktionen übernommen hat. Bei ausbleibendem Alkoholnachschub können die ursprünglichen Schaltkreise ihre Tätigkeit wieder aufnehmen. Die Betroffenen haben dann in ihrem Kopf zwei Steuerkreise, die für die gleichen Grundversorgungen zuständig sind. Zwangsläufig kommt es zu erheblichen Verwirrungen und Störungen. Häufige Begleitsymptome bestehen in starkem Zittern, in Schweißausbrüchen, in Depressionen und in massiven Ängsten – Ursache für die zuweilen anhaltenden Schreie, die man früher im Schwerstalkoholikerentzug hören konnte. Gelegentlich kann auch die ganze körperliche Motorik betroffen sein, in diesem Fall ist der Hirnstamm in Mitleidenschaft gezogen. Die Dauer des Alkoholdelirs bewegt sich zwischen vier Tagen und einer guten Woche. Einen »Trost« gibt es allerdings: Man überlebt nicht allzu viele Alkoholdelire! Irgendwann ist Schluss.

Nach einem Alkoholdelir geht es gelegentlich mit dem so genannten »Korsakow Syndrom« weiter. Dieses Syndrom wird von einer Lähmung der Augenmuskulatur begleitet. Die Betroffenen entwickeln eine Art »Tunnelblick«, das Alltagsgedächtnis geht verloren, und neue Gedächtnisinhalte können nicht mehr gelernt werden. Die ganze Auffassungsfähigkeit ist deutlich verschlechtert. Ein Fünftel aller Fälle verbleibt bei zwingender Heimunterbringung ohne jegliche Besserungschance in diesem Zustand der Verblödung.

Trotz aller Schrecken, die mit dem Ende eines Alkoholikers verbunden sein können, bestreiten viele Betroffene ihr Problem mit geradezu unglaublicher Hartnäckigkeit. Wie weit die Verleugnung dabei gehen kann, sei noch einmal an einem Beispiel erklärt: Ich hatte als selbst bereits langjährig trockener Alkoholiker einem guten Freund einige Tipps zum Thema Alkohol gegeben. Er wusste um meine eigene Vergangenheit als Trinker. Eines Tages besuchte ich ihn, und es war ganz einfach klar, dass er gerade ein Bier getrunken hatte. Ich war absolut verblüfft, mit welcher Selbstverständlichkeit er dennoch behauptete, nichts getrunken zu haben. Ein solch typisches Alkoholiker-Verhalten war früher sicher auch bei mir selbst zu beobachten, ich hatte es allerdings nach vielen Jahren der Trockenheit bereits vergessen. Diesmal stand ich nun auf der anderen Seite und war der Belogene. Obwohl mir also die näheren Umstände sehr vertraut waren, musste ich mit meiner Enttäuschung einen Moment lang kämpfen, hier so offensichtlich belogen zu werden. Ich hielt es für überflüssig, weil ich dem Freund ja selbst als Alkoholiker bekannt war. Er hätte mit mir problemlos sprechen können, ich gehöre doch schließlich selbst auch »zum Club« und bin nichts »Besseres«. Die Scham des Freundes hat hier dennoch überwogen, und die Sucht ließ ihre Enttarnung auf gar keinen Fall zu.

Nun verfüge ich über einige Erfahrung mit dem Alkohol. Wie geht es aber Menschen, die keinerlei oder nur durchschnittliche Kenntnis von der Alkoholkrankheit haben? Solche Menschen müssen sich viel mehr vor den Kopf gestoßen fühlen, sie fühlen sich wahrscheinlich sogar sehr verletzt, eben weil sie so offensichtlich belogen werden. Alkoholiker können ihren Konsum keineswegs so gut verstecken, wie sie es vielleicht glauben möchten. Vor allem vertraute Menschen bemerken sehr schnell die Verhaltensänderungen des Betrunkenen oder den Zustand leichter Trunkenheit. Und dann der Affront, dass er oder sie angeblich nichts getrunken hätte! Es ist, als ob einem jemand gegenübersteht, der die Sahnetortenreste noch am Mund kleben hat, aber vorgeblich nichts davon genascht hat. Das beschriebene Verhalten errichtet scheinbar unüberwindliche Mauern zwischen anderen Menschen und dem Trinker.

Alles das muss sich natürlich nicht so extrem zeigen, wie ich es hier dargestellt habe. Die Tücke der Krankheit besteht darin, dass sie schleichend verläuft. Das bedeutet auch, dass die Mauern erst allmählich entstehen. Alles geschieht Schritt für Schritt, aber mit einer tödlichen Logik. Soziale Beziehungen zerfallen, Familien werden zerstört – aber eben alles langsam und stetig. Aus diesem Grund ist die Krankheit schwer greifbar und von den Betroffenen zunächst auch nicht bemerkbar. Die unmittelbare Umgebung stutzt vielleicht gelegentlich, aber sie sieht einfach noch keinen Grund einzugreifen, weil sich eben alles so langsam entwickelt. Außerdem sind viele Angehörige hilflos, denn die Betroffenen bewegen sich zunächst in einem Zwielicht, in einer Grauzone. Alles erscheint ungreifbar. Wenn es zu viel wird, wenn schon die eindeutigen Ausrutscher deutlich geworden sind, dann kann es bereits zu spät sein. Aber selbst dann vermeidet die Umgebung oft noch die direkte Konfrontation. Alkoholiker werden von Arbeitskollegen und Familienangehörigen meist noch eine Weile gedeckt. Tatsächlich erweist man den alkoholkranken Menschen durch diesen *Co-Alkoholismus* – das ist der Fachausdruck dafür – einen denkbar schlechten Dienst. Der Vorgang stellt nur die Umkehrung des Verhaltens des Alkoholikers dar: Die verdeckenden Angehörigen oder Arbeitskollegen erhöhen die Mauern zwischen dem Kranken und seiner Umgebung. Was die Krankheit von innen her betreibt, das verstärkt der Co-Alkoholismus von außen. Jeder Co-Alkoholiker verschafft der Krankheit eines Betroffenen Zeit – und diese Zeit bedeutet nichts anderes, als dass sie sich weiter entwickeln kann.

Die Zerstörung ist umfassend und qualvoll.

Das Bild des Kranken

Um sich über das Ausmaß der Alkoholkrankheit Klarheit zu verschaffen, darf das Bild, das wir bei anderen hervorrufen, nicht unberücksichtigt bleiben. Das Fremdbild gehört zur Isolation und Einsamkeit des Alkoholikers genauso dazu, wie die Tatsache, dass er ohne Flasche und Stoff seinen Zustand nicht aufrechterhalten kann. Dabei findet zunächst keine absichtliche Ausgrenzung durch unsere Mitmenschen statt. Es ist wichtig, sich von vorneherein klar zu machen, dass auch hier ein allmählicher Prozess abläuft.

Wenn sich andere Menschen von Alkoholikern irgendwann abwenden, dann liegt das auch daran, dass man mit den Suchtkranken eben nur mehr sehr schwer einen wirklichen Kontakt herstellen kann. Das einfachste Beispiel dafür ist die unartikulierte Sprache. Sie müssen sich nur einmal mit jemandem am Tresen unterhalten, der bereits vor sich hinlallt. Natürlich erscheinen dem Betreffenden seine Ausführungen hochinteressant, und er wiederholt sie sogar gerne, falls seine Zuhörer ihm klarmachen können, dass sie ihn nicht verstanden haben – vorausgesetzt, er hat nicht schon vergessen, was er gerade gesagt hat. Die notwendige Anstrengung, solchen Gesprächen überhaupt folgen zu können, hält verständlicherweise viele Menschen von derartigen »Unterhaltungen« ab. Falls man sich erst einmal den fraglichen Ruf »erarbeitet« hat, häufig in diesem Zustand aufzutreten, verlieren die meisten Menschen das Interesse an einem. Die unartikulierte Form des Sprechens, laufende Wiederholungen und dumpfe Kumpanei wirken äußerst abstoßend.

Im Film gehört ein solcher Zustand der relativ starken Trunkenheit meist zum amüsanten Part. Zwei Typen treffen sich in der Kneipe oder anderswo, weil ihnen gerade etwas schief gegangen ist – Frau davon, Job gekündigt oder der Verbrecher ist schon wieder auf freiem Fuß. Der Kommissar gießt sich einen auf die Lampe, der harte Einzelkämpfer im Leben hat mal wieder richtig die Schnauze voll und der verlassene Lover muss seinen Weltschmerz heftig bekämpfen. In den Filmen der Sechzigerjahre gehörte das Trinken übrigens zum guten Ton. Fast keine Szene im gepflegten Wohnzimmer, in der nicht irgend jemand an der Hausbar herumfingerte und sich einen Whisky genehmigte. Natürlich war das nur ein »gepflegtes« Trinken am helllichten Tag – unabhängig von jeder Uhrzeit –, aber vor allem die Männer mussten es damals wie selbstverständlich aushalten können, ständig etwas in sich hineinzuschütten. Wie absolut irreal dies ist, muss wohl nicht ausgeführt werden.

Klischee und Realität des Betrunkenen.

Die Dummheit des saufenden Männlichkeitsideals setzt sich im Film freilich auch heute noch fort. Der entsprechende Plot scheint ein witziger Dauerbrenner zu sein, denn er stellt den regelmäßigen Höhepunkt aller Trinkgelage dar. Die besagten Figuren können dann etwas nicht mehr. Beispielsweise wird aufrechtes Stehen höchst schwierig und die Darsteller weichen auf vierbeinige Fortbewegung aus, oder ein Kommissar kriegt seinen Schlüssel nicht mehr ins Türschloss, und die freundliche Nachbarin hilft ihm – mal wieder! In all diesen Situationen genießt der betrunkene Mensch noch das weitgehende Wohlwollen seiner Umgebung – man versteht ihn doch! Das Leben und der ganze Rest eben …

Sobald jedoch betrunkene Menschen in der Realität auftreten, sieht es *ganz anders* aus. Die freundlichste Reaktion besteht noch darin, den alkoholisierten Kandidaten nicht ganz ernst zu nehmen und eventuell als clowneske Zwischeneinlage eine Weile amüsiert zu beobachten. Damit ist die gerade noch wohlwollende Seite aber auch schon erledigt. Der Umgang mit solchen Personen gehört in aller Regel zu den unangenehmen Begegnungen, und beglückend ist es ja auch in der Tat nicht. Die meisten Menschen versuchen, Betrunkenen aus dem Weg zu gehen. Man meidet sie, weil sie sich signifikant anders verhalten und eventuell unerwartet reagieren könnten. Natürlich gibt es wie immer auch die berühmten Ausnahmen: Auf dem Betriebsfest sind alle angetrunken, und es kommt zu mehr oder weniger freiwilligen Verbrüderungsaktionen. Derartige Vorkommnisse müssen freilich nicht besonders ernst genommen werden, denn schon der nächste Arbeitstag findet wieder in die alten Hierarchien zurück.

Ganz anders sieht es für den Alkoholkranken aus, denn sein wirkliches Bild in der Gesellschaft – das Bild, das sich andere von ihm machen – fällt weitaus weniger positiv aus. Dabei geht es nicht um eine Verurteilung des gelegentlichen Alkoholmissbrauchs. In gewissen Grenzen ist das als Ventilfunktion weitgehend sogar akzeptiert, wenn auch nicht gerade bejubelt. Vor allem Männer dürfen schon mal ... Frauen haben es da schwerer. Die wirklichen Schwierigkeiten entstehen erst bei einem näheren Kontakt. Das betrifft in erster Linie den Arbeitsplatz und die Familie. Zwangsläufig treffen hier Menschen immer wieder auf die gleiche angetrunkene Person. Zunächst fehlt jegliches Verständnis dafür, weshalb er oder sie jetzt schon wieder etwas getrunken hat. Warum eigentlich? Diese Frage entsteht fast zwingend, denn das Trinken von Alkohol bedarf in unserer Gesellschaft eines Anlasses. Jemand muss gerade Geburtstag haben, ein Fest ist zu feiern und so weiter. Sobald ein entsprechender Grund hinreichend belegt ist, darf auch Alkohol getrunken werden. Sobald aber keine Begründung vorliegt, fehlt meist das Verständnis. Der Trinker weicht vom gewohnten Umgang mit dem Alkohol ab, er verstößt gegen die normalen Trinksitten.

> Das Dunkel hinter der Wand aus Flaschen und Suff.

Natürlich gibt es, beispielsweise in Bayern, die Auffassung vom Volksnahrungsmittel Bier. Das zeigt sich in der schönen Umschreibung vom »flüssigen Brot«. Dem Alkoholiker kommt diese Auffassung außerordentlich entgegen. Es handelt sich nach dieser »Interpretation« nicht mehr um Alkohol, sondern um ein wohlschmeckendes Getränk. Wer also zu allen Tageszeiten Bier trinkt, der hat eigentlich nur Durst. Und weil es gut schmeckt, stillt man ihn eben mit Bier und nicht etwa mit Wasser. Der soziale Raum, in dem diese Definition von Alkohol gilt, schmilzt allerdings seit einigen Jahren rapide dahin. Die Anforderungen in der Arbeit und im modernen Straßenverkehr übersteigen jenes Maß der Aufmerksamkeit, das der Biertrinker im Schnitt noch aufzubringen vermag. Langjährige Gewöhnung an ungeheure Flüssigkeitsmengen schafft hier zwar einen gewissen Freiraum, aber der damit verbundene Mythos vom bayrischen Naturburschen ist stark angeschlagen. Tatsächlich trifft man bei schwer körperlich arbeitenden Menschen auf Biertrinker, die *zunächst* keine Ausfallerscheinungen zeigen. Das sind die Helden des Alkoholismus – diejenigen, denen der Alkohol nichts auszumachen scheint. Tatsächlich scheinen einige Menschen psychisch etwas stabiler zu sein, und bei den unverwüstlichen Naturen trifft man – obwohl dies täuschen kann – auf eine derartige Konstitution wohl häufiger.

Bei genauerem Hinschauen entpuppt sich die Erzählung von alkoholresistenten Kraftmenschen allerdings als bloßer Mythos. Die Familien sind genauso zerstört wie bei anderen Alkoholikern, und wenn diese Trinker schon nicht in der Trinkerdepression untergehen, machen sie spätestens auf der Intensivstation wegen ihrer unvermeidlichen körperlichen Schäden keine besonders gute Figur mehr. Der Mythos vom Biertrinker funktioniert nur so lange, wie eine Gesellschaft das Biertrinken als positive Lebensform ausweist. Sobald man sich in einer Gesellschaft bewegt, in der Biertrinken als Durstlöschen umdefiniert wurde, passt der Alkoholiker besser. Deshalb ist er aber nicht glücklicher, sondern er quält sich nur noch länger. Die Biergesellschaft erweist ihm also keinen besonders guten Dienst.

Die nächsten Fremdbilder von Alkoholikern erreichen nun unangenehmere Dimensionen. Je nach Art und Stadium der Krankheit lässt sich Alkoholismus vor Arbeitskollegen nur noch sehr schwer verbergen. Wer nicht während der Arbeit trinken muss und zum *Spiegeltrinker* geworden ist (ein bestimmter Alkoholpegel muss den ganzen Tag über aufrechterhalten werden), der kann hier zwar noch unauffällig bleiben. Der Kater bei Arbeitsantritt und die dadurch verminderte Leistungsfähigkeit fällt jedoch langfristig bereits auf. In fortgeschrittenem Stadium neigen viele Kollegen bis zu einem gewissen Grad zur Deckung. Dies geschieht nicht aus Sympathie mit dem Alkoholismus, sondern weil man selbstverständlich in der Arbeitssituation davon ausgeht, dass es hier um eine wirtschaftliche Existenz geht. Niemand will an einem materiellen Untergang schuld sein oder die Verantwortung dafür übernehmen. Im Grunde drücken sich die meisten hier um etwas herum, indem sie Solidarität vorschieben. Die einzig ehrliche Reaktion besteht im offenen Ansprechen des Alkoholproblems.

Das »Fremdbild in der Familie« ist der krönende Abschluss, das Drama des Alkoholismus schlechthin. Für gewöhnlich liegen hier die engsten Kontakte vor. Selbst bei gut verstecktem Nachschub oder weitgehend unbemerktem Konsum von Alkohol zeigen die psychischen Veränderungen, die mit dem Betroffenen vor sich gehen, unweigerliche Wirkungen. Das veränderte Persönlichkeitsprofil des suchtkranken Menschen muss die Familie irgendwann massiv beeinträchtigen. Deshalb gibt es auch für die Angehörigen Aussprechgruppen in entsprechenden Suchteinrichtungen.

Wie sieht dieses »Fremdbild« des Alkoholikers in der Familie nun aus? Stellen Sie sich einmal vor, einer Ihrer Familienangehörigen ist gelegentlich nicht mehr ansprechbar, kurz: Er oder sie ist stark angetrunken. Eventuell zeigt der alkoholisierte Mann auch Neigungen zur Gewalttätigkeit. Die offene Aggression und die Gewalthandlung soll uns hier nicht weiter beschäftigen, denn diese Reaktion ist viel zu offensichtlich und bleibt auf einen gewissen Typ beschränkt. Die fatalen Auswirkungen des Alkoholismus zeigen sich bereits auf einer viel subtileren Ebene. Das beginnt eben damit, dass man in aller Regel nicht mehr auf den betreffenden Familienangehörigen zählen kann. Plötzlich ist es wieder so weit: Er oder sie schwankt leicht herum, ist offenbar angetrunken. Es kommt unregelmäßig, aber laufend vor, wobei keinerlei Grund erkennbar zu sein scheint.

Darauf angesprochen bestreitet die betreffende Person alle Probleme, es gibt angeblich keinerlei Schwierigkeiten mit Alkohol. Das behauptet diese Person immer wieder und weicht keinen Millimeter von dieser Position ab, auch wenn sie kaum noch gerade stehen kann. Allenfalls wird in nüchternem Zustand versprochen, dass es das ultimativ letzte Mal gewesen sei. Es habe auch schon früher »Ausrutscher« gegeben, aber man wolle sich bessern. Natürlich bleibt es bei dem Schwur, die Praxis sieht anders aus. Entscheidend für das Fremdbild in der Familie ist, dass sich derartige Prozesse über Jahre hinziehen können. Immer das gleiche Spiel – über Jahre hinweg!

> Die einzig ehrliche Reaktion aller Beteiligten besteht im offenen Ansprechen des Alkoholproblems.

Langsam wenden sich alle von einem ab, denn man gilt als nicht mehr zuverlässig, und man ist es ja auch nicht. Die katastrophale Seite dieser Unzuverlässigkeit besteht aber darin, dass hier auch Gefühle betroffen sind. Damit werden tiefere Bindungen auf besonders tückische Art und Weise zerstört. Warum tückisch? Der Kranke will ja gar nicht tückisch oder unehrlich sein. Im Gegenteil: Er liebt diese Menschen sogar. Die Gemeinheit liegt wieder in der Brutalität der Krankheit. Der Betroffene handelt hier nicht vorsätzlich oder bösartig, was aber aus der Sicht der anderen – im Fremdbild eben – so scheint. Sein Verhalten besteht in einer beständigen – und trotz aller Beteuerungen auch noch ständig wiederholten – Verletzung von Versprechen.

Dies gilt übrigens auch gegenüber den eigenen Kindern. Lassen Sie mich das in Form einer Analogie formulieren: Sie versprechen der Jüngsten ihren Schatz an Süßigkeiten nicht anzurühren, und doch fehlt regelmäßig etwas. Die besonders perfide Art der Verletzung besteht darin, dass man Ihnen die

Leckereien auch freiwillig geben würde, aber Ihre Krankheit zwingt sie zu ständiger Lüge und zu dauerndem Versteckspiel. Sie sind im Grunde als geliebte Person nicht mehr greifbar, verschwinden hinter Ihrer Wand aus Flaschen und Suff.

Die Folge ist eine tiefgehende Resignation. Was soll man auch machen? Sie wanken eben wieder mit Ihrem Fläschchen um die Ecke und fallen in den Sessel vor dem Fernseher oder picheln heimlich im Hobbykeller – aber das Problem bestreiten Sie heftig! Einer ist da in der Familie, der emotional und sozial dazugehört, ja sogar erwünscht und gefordert wäre, dieser jemand gehört aber gleichzeitig nicht mehr dazu, weil er sich verschließt und die Welt nur noch durch den Boden einer leergesoffenen Flasche wahrnimmt. Das ist für alle Beteiligten wirklich zum Heulen!

Und was machen Sie? Sie bekommen das bis zu einem gewissen Grad noch mit, und natürlich entwickelt sich ein schlechtes Gewissen, weil Sie Ihre Familienmitglieder »eigentlich« ja auch lieben. Glücklicherweise lässt sich ein schlechtes Gewissen ertränken. Wir sind also wieder bei unserem »Karussell« angekommen.

Vom Umgang mit Gefühlen

Das Beispiel mit der Familie tut meistens sehr weh. Das liegt vor allem daran, dass wir es mit Gefühlen zu tun bekommen, die bekanntlich besonders heftige Schmerzen in unserem Innersten verursachen können. Niemand will ein Kind enttäuschen, das einen bedingungslos liebt. Warum passiert das aber trotzdem? Sind Sie vielleicht im Grunde Ihrer Seele ein abgrundtief schlechter Mensch? Bei dieser Frage müssen Sie den Abschnitt über das »Arme-Schweinchen-Spiel« vielleicht nochmals lesen. Sie sind natürlich nicht abgrundtief schlecht, Sie sind »nur« alkoholkrank. Die Alkoholkrankheit macht Sie aber insofern zu einem psychischen Zombie, weil Sie nicht mehr mit Gefühlen umgehen können. Ich meine damit eine ganz schlichte Konsequenz, die der Alkohol zwingend mit sich bringt. Sie können einfach keine Gefühle mehr artikulieren.

Sie haben zwar Gefühle, wie sie jeder Mensch hat, aber Ihre Gefühle sind durch die Flaschenwand isoliert. Sie sitzen quasi in der Flasche und die Flasche bestimmt, was von Ihnen nach außen dringen kann. Wer in diesem Glashaus der Gefühle sitzt, der bleibt natürlich in gewisser Weise von seiner Umwelt isoliert. Sie sind sozial nicht ganz anwesend, obwohl Sie körperlich agieren. Der Alkohol wird zu einer Art Filter, der nur ganz bestimmte Teile von Ihnen an die Öffentlichkeit treten lässt. Damit sind Sie sozusagen nur halb real, und so können Ihre sozialen Beziehungen auch höchst problematische Formen annehmen. Deswegen sind Sie aber noch lange kein »komischer Typ«, dem sowieso nichts und nirgends etwas in vollem Umfang gelingt. Was hier stattfindet, ist die Folge aus der Interaktion von Alkohol und Ihnen selbst. Das Einsperren der Gefühlswelt gehört allerdings zu einem ziemlich verbreiteten Phänomen des Alkoholismus. Die zwingende Folge dieser Seite der Trunksucht liegt auf der Hand: Die gefühlsmäßige Isolation treibt uns natürlich dem Alkohol noch stärker in die Arme. Der Inhalt der Flasche wiederum entfernt uns noch mehr von unserer sozialen Umgebung. Das ist der Teufelskreis, der sich aus der verstärkenden Wirkung des Alkohols ergibt.

Was ich hier schildere, sind extreme Seiten. Vielleicht können Sie sich darin nicht wiederentdecken, jedenfalls nicht ganz. Das liegt daran, dass es unterschiedliche Menschen gibt. Manche sind ausgesprochen kommunikativ und empfinden keinerlei Isolation oder Vereinsamung auf ihrem Weg in den Alkoholismus. Außerdem kommt hinzu, dass dies alles immer unter dem Aspekt eines allmählichen Verlaufs zu sehen ist. Der Alkohol stiehlt sich langsam in unser Leben, und Sie können irgendwo in der Mitte stehen, quasi auf halbem Weg. Die Phänomene sind dann nicht ausgeprägt oder sie deuten sich erst zaghaft an. Gerade auf dem sehr subtilen Gebiet unserer Psyche, bleibt uns aber ziemlich viel verborgen.

Das Hinterhältige an der Alkoholkrankheit ist nicht ihr Angriff auf die Leber. Die wirkliche Gefahr geht von der Veränderung unserer Persönlichkeit aus, von den psychischen Folgen. Nachdem dies alles so langsam vor sich geht, können wir es selbst nicht richtig registrieren. Überhaupt lässt sich die eigene psychische Existenz nicht so ohne weiteres in den Blick nehmen. Man steht sich selbst viel zu nahe und damit auch im Weg. Deshalb aber die psychische Seite als übertriebene Nabelschau abzulehnen oder überhaupt zu leugnen, gehört wiederum zur typischen Argumentationsseite des Alkohols. Wenn es einem nicht gut geht, dann trinkt man eben einen. Das hilft – aber nur kurzfristig und scheinbar. Wer es nicht so stark vereinfacht, der versucht sich beispielsweise darauf hinauszuretten, dass er einen besonders guten Wein einkauft. Das medizinische Mittel zur Stimmungsverbesserung erhält auf diesem Umweg über den Preis ein besonderes Etikett. »Das gönn' ich mir.«

Eine typische Verklärung der gefühlsmäßigen Verbarrikadierung durch Alkohol beruft sich darauf, dass die Welt selbst so gefühlsarm sei. Sie können es sich jetzt aussuchen. Entweder Sie nehmen es als Variante des »Arme-Schweinchen-Spiels«, oder Sie neigen mehr der folgenden Alternative zu: Wenn man Gefühle selbst nicht mehr nach außen transportieren kann, dann kommt natürlich auch nichts zurück. Würden Sie einer »kalten Type« Ihre Gefühle aufdrängen? Man ist im Allgemeinen sehr wählerisch, mit wem man sich einlässt, und das hat ja auch einen sehr guten Grund. Erstens kann man nicht mit jedem, und zweitens trifft man nicht auf viele geeignete Menschen, mit denen das überhaupt möglich erscheint.

Man könnte das auch so ausdrücken, dass man im allgemeinen viele Menschen kennt, aber nur wenige gute Freunde hat. Die gefühlsarme »Welt« kann also nur ein Ausdruck unserer eigenen Befindlichkeit sein, das, was auf uns zurückkommt, weil wir uns in einer bestimmten Art und Weise verhalten. Unser Verhalten wird aber weitgehend wieder von der Flasche bestimmt. Einschränkend bleibt noch anzumerken, dass die Welt ohne Flasche nicht rosarot ist und kein mitmenschliches Paradies darstellt. Es kommt nur darauf an zu unterscheiden: zwischen dem, was ich selbst unter Alkoholeinfluss als gefühllose Welt produziere, und dem nüchternen Blick auf eine keinesfalls ideale Welt, bei der ich aber zumindest die Chance habe, das wahrzunehmen, was mir dort möglich ist. Innerhalb bestimmter Grenzen kann ich das Mögliche auskosten und ausleben. Der Alkohol schneidet uns von dieser Form der Selbstverwirklichung von vorneherein ab.

Der Alkohol ist nicht nur eine Droge der Hoffnungslosigkeit, sondern er reduziert unsere Chancen und nimmt uns die Möglichkeiten der Selbstverwirklichung.

Beispielsweise hindert uns der Alkohol, andere Menschen wirklich kennen zu lernen. Das klingt zunächst wie ein Widerspruch, denn Geselligkeit ist fast immer mit Alkoholkonsum verbunden. Manche beschwören, dass die Stimmung durch den Genuss

»geistiger« Getränke aufgelockert wird, was auch zutreffen mag. Für den Alkoholiker sieht die Wahrheit ganz anders aus. Er lernt andere Menschen nur aus der Perspektive seiner Dunstglocke kennen. Letztlich bleibt die Erfahrung der anderen eine Erfahrung unter Alkoholeinfluss.

Das liegt daran, dass sich die meisten Betroffenen vor einem Treffen bereits einen »kleinen« Schluck gönnen. Das kann mehrere Gründe haben: Wir wollen schon im Vorfeld in Stimmung kommen. Vielleicht können wir die Gier auch nicht mehr bändigen, denn ein Fest ist gleichbedeutend mit reichlichem Nachschub. Es findet also eine kleine Vorfeier statt. Die Sozialkontakte ereignen sich jedenfalls nicht in nüchternem Zustand. Wir begegnen anderen Menschen nur im Zustand der Angetrunkenheit und lernen sie noch nicht einmal oberflächlich kennen.

Was ist Sucht?

Im Folgenden soll gleichsam als Abschluss der Bestandsaufnahme das Thema »Sucht« noch einmal in einer Art Überblick behandelt werden, denn tatsächlich lässt sich dieses Phänomen nicht auf den Suchtstoff Alkohol beschränken. In der modernen Gesellschaft kursieren eine Vielzahl von Süchten: Menschen können arbeitssüchtig werden, sie können eine Sex- oder Liebessucht entwickeln, sie können sich eine Fresssucht zulegen oder regelmäßig in einen Kaufrausch verfallen. Es geht also nicht nur um Tabletten, harte Drogen, Zigaretten, Alkohol und Kaffee, wenn Menschen Abhängigkeiten entwickeln. Nicht alle diese Suchtformen sind lebensbedrohlich und manche gelten sogar als harmlose Schwächen. Beispielsweise kann jemand Süßigkeiten lieben und bei Gelegenheit recht ungehemmt zugreifen. Wo beginnt aber die Sucht? Wie lässt sich Sucht überhaupt definieren?

Eine Sucht zeigt sich normalerweise als ein zwingendes Verlangen nach einem bestimmten psychischen Zustand.

Der Süchtige will ein bestimmtes Gefühl oder einen ihm bekannten Bewusstseinszustand gezielt herbeiführen.

Die Suchtstoffe oder die entsprechenden Verhaltensweisen wie etwa die exzessive Teilnahme an Glücksspielen oder übertriebenes Arbeiten sind im Grunde nur die Mittel, mit denen ein ersehnter Zustand herbeigeführt wird. Jede Sucht erzeugt in der Psyche des Abhängigen eine Art »Kick«, der ihn nicht nur in einen lustvollen Zustand versetzt, sondern auch aus einer unangenehmen Realität entführt. Tatsächlich ist es dieser Kick, diese Mischung aus Realitätsflucht und Lustempfindung, der die Sucht ausmacht.

Das »Süchtige« an einer Sucht sind die Gefühle, die psychischen Zustände oder die körperlichen Zustände, die durch Suchtmittel erzeugt werden. Entscheidend an der Sucht ist also ihre Wirkung.

Von einer ausgebrochenen Suchtkrankheit lässt sich in aller Regel dann sprechen, wenn das Verlangen nach den geschilderten psychischen Zuständen so stark geworden ist, dass ein kontrollierter Umgang mit den Suchtmitteln nicht mehr möglich ist.

Ein solcher Kontrollverlust zeigt sich im wiederholten Verlust des rechten Maßes. Das liegt in erster Linie daran, dass bei Suchtkrankheiten eine Gewöhnung an das Suchtmittel eintritt und die gewünschten Wirkungen nur durch eine Steigerung der Dosis zu erzielen sind.

Langfristig führt eine Suchtkrankheit immer zur Überschreitung eines vernünftigen Maßes hinsichtlich des Konsums eines Suchtmittels.

Das »vernünftige Maß« bei allen Süchten anzugeben ist allerdings eine höchst schwierige und manchmal sogar unmögliche Angelegenheit. Was wäre beispielsweise das vernünftige Maß bei Heroin? Letzteres lässt sich bei dieser harten Droge nicht angeben, denn die Gefahr von körperlicher und psychischer Abhängigkeit ist wie bei allen Opiaten extrem hoch! Was ist aber das Maximum an Arbeit? Wie viel Sex darf es normalerweise sein?

Eine verbindliche Antwort auf die Frage nach der unbedenklichen Quantität von Suchtmitteln lässt sich also nicht einfach beantworten. Als Indikator für Sucht bietet sich stattdessen vielmehr die Frage nach der Motivation des Einsatzes der Suchtmittel an. Ein Beispiel war schon genannt worden: das psychische Wohlgefühl oder die Herbeiführung eines euphorischen Körpergefühls, eventuell gepaart mit einer Realitätsflucht. Positive Gefühle und angenehme körperliche Erfahrungen bei dem Umgang mit weichen Drogen können allerdings nicht als alleiniges Kennzeichen der Sucht gelten, denn viele Menschen erleben diese Wirkungen, ohne mit irgendeiner Suchtproblematik konfrontiert zu werden. Entscheidend für die Erklärung von Sucht wird also sein, welche Gründe für den verstärkten Wunsch nach Einnahme von Suchtmitteln oder für entsprechende Verhaltensweisen ausschlaggebend sind.

Die Sucht ist tatsächlich dadurch gekennzeichnet, dass die Mittel hier noch einen zusätzlichen Zweck erfüllen: Sie können beispielsweise als Stimmungsoptimierer eingesetzt werden, dienen als psychischer Nachbrenner, der zur Erhöhung der persönlichen Leistung noch einmal zusätzlichen Schub verleiht. Das ist die typische Funktion von Designerdrogen, die Rückschlüsse auf die veränderten Bedingungen der Arbeitsgesellschaft zulassen, denn die Beatniks und Aussteiger der siebziger Jahre des 20. Jahrhunderts haben Drogen aus ganz anderen Gründen konsumiert. Damals ging es eher um die bewusstseinserweiternden Wirkungen und die Absicht des Ausstiegs aus der Gesellschaft. Ob Leistungserhöhung, Bewusstseinserweiterung oder gesellschaftliche Totalverweigerung – in jedem Fall liegt der aussichtslose Versuch einer Selbstheilung vor.

Jugendliche entdecken in Suchtmitteln nicht nur jene verbotenen Früchte, die bekanntlich besonders gut schmecken, sondern sie benutzen eine ungewöhnliche Eigenschaft der Sucht: Eine geteilte Sucht erlaubt die Ausbildung einer Gruppenidentität, die zumindest streckenweise Halt bietet. Gefährlicher ist die scheinbare Beseitigung der inneren Leere in einer Art »psychischem Niemandsland«.

Eine Sucht hat, so absurd dies zunächst klingen mag, immer auch eine vermeintlich sinnstiftende Seite. Bei stoffgebundenen Süchten zeigt sich dies vordergründig darin, dass der Stoff selbst einen Zielpunkt im Leben bietet. Man weiß nun, was man tun kann – und das reicht aus, um eine innere Leere auszufüllen. Dieses Scheinangebot einer Lösung stellt sich außerdem als höchst attraktiv dar, weil die Wirkungen des Suchtmittels als angenehm empfunden werden.

Die sinnstiftende Seite einer Sucht stellt also den Versuch einer Selbsttherapie dar, die jedoch regelmäßig schief geht. Die positiven Wirkungen und die angenehmen Gefühle, die Suchtstoffe verschaffen können, vermehrt um ihre nischenfüllende Funktion, wecken bei Konsumenten gelegentlich den Eindruck, dass sie hier ein stabiles Selbst erzeugen können, doch in Wahrheit erfolgt langfristig immer das Gegenteil. Das Suchtmittel Alkohol untergräbt beispielsweise genau dieses Selbst und bewirkt die Zerstörung jedes Selbstwertgefühls. Es gehört zu den besonderen Eigenschaften der Suchtkrankheiten, dass die negativen Auswirkungen erst nach einer gewissen Dauer des Missbrauches auftreten. Bis dahin scheint die Sucht ihre vagen Heilsversprechen kurzfristig sogar einzulösen, denn die Wirkungen entsprechen den Hoffnungen der Konsumenten. Eine unerwünschte Suchtwirkung tritt dagegen zwangsläufig ein: Jede Sucht verändert die Betroffenen grundsätzlich in negativer Weise. Das zeigt sich sowohl auf der neurobiologischen wie auch auf der psychodynamischen Seite.

Die neurobiologischen Folgen einer Sucht sind in den letzten Jahren immer besser erforscht worden, und für die Zukunft bestehen berechtigte Hoffnungen auf noch weitreichendere Erkenntnisse. Im Zentrum des Geschehens steht jener Teil des Zentralnervensystems, bei dem die Lustempfindungen entstehen (*mesolimbisches System*). Üblicherweise produziert der Körper selbst Stoffe, die das Lust- oder Belohnungssystem unserer Psyche stimulieren können. Die Einnahme von Suchtstoffen ermöglicht die willentliche Stimulation, beeinträchtigt die körpereigene Fähigkeit zur Entspannung aber langfristig erheblich. Die Sucht äußerst sich als harmloser Wunsch nach Entspannung, die bei Abhängigkeit ausschließlich durch die Einnahme eben dieser Suchtmittel herbeigeführt werden kann. Die normale und notwendige Entspannung funktioniert nur noch durch ihre zusätzliche Einnahme, wobei gleichzeitig ein Gewöhnungseffekt eintritt, der langfristig zu einer Steigerung der Dosis zwingt. Der Teufelskreis der Sucht besitzt sozusagen eine neuronale Entsprechung in unserem Zentralnervensystem.

Eine Suchtkrankheit bewirkt Veränderungen auf neuronaler Ebene, die beispielsweise die gewöhnliche Fähigkeit zur Entspannung an den Missbrauch von Suchtstoffen bindet.

Auf der psychodynamischen Ebene greift jede Sucht in irgendeiner Form in die Persönlichkeit der Betroffenen ein. Das tun nicht alle Süchte in gleichem Maß: Der Zigarettenkonsum hat zwar höchst bedenkliche gesundheitliche Seiten, aber er verändert die Persönlichkeit nicht in massiver Art und Weise. Den Alkoholiker trifft es in diesem Punkt schon härter. Noch gravierender sind die Persönlichkeitsveränderungen bei Tablettenabhängigen. Die Wirkstoffe in den Medikamenten wirken oft in verheerender Form und die Entzugszeiten für diese Suchtform dauern manchmal Monate, da nur ein sehr langsamer Abbau für die Betroffenen körperlich und psychisch zumutbar ist.

Die Sucht zeigt sich in der Veränderung der Persönlichkeit der Betroffenen. Der Umfang der Persönlichkeitsveränderung hängt stark von dem jeweiligen Suchtmittel ab.

Ein zweiter Aspekt der Sucht steht in fast unmittelbarem Zusammenhang mit der Veränderung der Persönlichkeit: Jede Sucht verschafft dem Betroffenen eine besondere Realität, eine eigene Suchtwelt. Diese Welt kann höchst harmlose Seiten aufweisen. Beispielsweise verbinden Raucher manchmal mit ihrem Zigarettenkonsum einen bestimmten Lebensstil, eine genüssliche Seite oder den Moment einer kleinen, fast kontemplativ zu nennenden Pause. Die Zigarette kann sogar eine Art soziale Brücke bilden, Bestandteil einer Unterhaltung sein. Das klingt zunächst übertrieben, aber viele Raucher merken bei ihren Bemühungen den Konsum einzustellen, dass sie plötzlich nicht mehr wissen, was sie mit ihren Händen tun sollen. Bei jeder sozialen Begegnung sind sie ohne ihr Accessoire, mit dem sie agieren können, etwas unsicher. Man könnte also von einem kleinen sozialen Raum sprechen, den die Rauchwaren um ihre Konsumenten herum aufspannen. Es handelt sich hier zwar nur um eine harmlose Seite der Realitätsveränderung einer Sucht, aber sie macht sich als sozialer Mikrokosmos der Zigarette bereits bemerkbar.

Bei verschiedenen Süchten lassen sich unterschiedliche Realitätsverzerrungen feststellen, die Eigenheiten der Welt des Süchtigen hängen in starkem Maße von der jeweiligen Droge ab. In jedem Fall tritt eine Realitätsverschiebung ein, die bis zur Entwicklung einer ganz eigenen Welt reichen kann. Der erste Zug aus der Zigarette schmeckt und treibt den Puls des Rauchers in die Höhe. Eventuell hat dies auch entspannende und beruhigende Wirkungen. Der delirierende Alkoholiker hat ganz andere Erlebnisse, die keineswegs angenehmer Art sein müssen und nichts mit harmlosen »rosa Elefanten« zu tun haben. Der Heroinsüchtige verschwindet in seiner eigenen Welt, in der beispielsweise der Schreibmaschine des Schriftstellers William Burroughs auch Haare gewachsen sein sollen. Jede Sucht verändert auch die Wahrnehmung der Betroffenen.

Eine Suchtkrankheit diktiert dem Betroffenen immer eine suchtbedingte Sicht der Welt. Das reicht von relativ harmlosen Realitätsverschiebungen über Träume bis zu ausgewachsenen Halluzinationen.

Sobald eine Sucht das Stadium der Abhängigkeit erreicht hat, wachsen auch die verbundenen Probleme. An die Stelle angenehmer Gefühle treten Ängste und psychische Beeinträchtigungen, die je nach Suchtstoff stark variieren können. Die Sucht gewährt auf lange Sicht niemals ein lustvolles oder erfülltes Leben. Genau in diesem Punkt betrügt jede Sucht den Betroffenen um sein Leben, weil sie nur eine Scheinlösung anbietet.

Wie man aufhört

Mit dem Trinken aufzuhören verlangt wirklichen Willen. Sie müssen es selbst wollen, dann geht es auch. Der Abschied von der Flasche vollzieht sich in drei Schritten. Der erste Schritt besteht immer darin, die körperlichen Symptome loszuwerden. Der zweite Schritt gestaltet sich langwieriger, weil er die psychischen Folgen des übertriebenen Alkoholkonsums rückgängig machen und bearbeiten muss. Der dritte Schritt fällt mit dem zweiten teilweise zusammen und setzt sich mit den sozialen Folgen des Alkoholismus in unserem Leben auseinander. Der erste der genannten Schritte ist für viele Alkoholiker der schwerste. Eigentlich ist es aber der leichteste und am schnellsten durchführbare. Warum erscheint er uns dann als so schwer? Hauptsächlich deshalb, weil wir damit oft aus der Anonymität heraustreten müssen. Es geht um das ehrliche Eingeständnis der Krankheit und den bekannten Satz: »Ich bin Alkoholiker.« Wer sich zu dieser Erkenntnis durchgerungen hat, der kann sich auch helfen lassen.

Der erste Schritt beginnt mit dem körperlichen Entzug. Dieser kann einen kurzen Klinikaufenthalt erforderlich machen – die so genannte Entgiftung, die maximal zehn Tage in Anspruch nimmt. Doch dies gilt keinesfalls für alle Alkoholiker. Manche Betroffene schaffen den körperlichen Entzug sogar ohne Entgiftung im Krankenhaus. Ich kann diese Vorgehensweise jedoch nicht empfehlen, denn sie birgt hohe Risiken. Wie gefährlich eine Selbstentgiftung tatsächlich ist, hängt nämlich von Ihrem Zustand ab, den Sie selbst nur sehr schwer richtig einschätzen können.

Sie sollten in jedem Fall Ihren Hausarzt zu Rate ziehen, außer Sie sind sich wirklich ganz sicher und haben immer wieder und ohne stärkere körperliche Entzugserscheinungen mit dem Trinken aufgehört. Solche körperlichen Entzugserscheinungen können im Extremfall lebensgefährliche Formen annehmen – das sollten Sie zumindest bedenken. Selbst wenn Sie die Entgiftung selbst durchführen, bleibt Ihnen das Gespräch mit dem Hausarzt letztlich aber nicht erspart, weil es einfach nicht genügt, nur *ein weiteres Mal* aufzuhören, der Prozess muss dauerhaft sein. Deshalb gilt auch hier: Raus aus der Anonymität! Sie müssen irgendwann einmal Farbe bekennen – so schwer das auch fällt.

Vielleicht fanden Sie die »schwierige Übung« auf den Seiten 39–44 etwas kindisch, aber der ernsthafte Vorsatz aufzuhören hat sehr viel mit dem Eingeständnis des eigenen Alkoholismus zu tun. Schauen Sie sich diesen scheinbar so harmlosen Abschnitt ruhig noch einmal an. Wenn Sie es vor sich selbst geübt haben, dann fällt es vor dem Arzt leichter. Im Übrigen sind Sie ja kein Einzelfall und auch nichts Besonderes für einen Mediziner. Es handelt sich vielmehr um eine höchst verbreitete Krankheit, und es kommt nur uns selbst als Ungeheuerlichkeit vor, zu den Alkoholikern zu zählen.

Vor einer Fehleinschätzung möchte ich noch ausdrücklich warnen. Der Mediziner im Krankenhaus kann Ihnen über Ihre körperlichen Symptome hinweghelfen. Wenn Sie das Buch aufmerksam gelesen haben, wissen Sie bereits, dass es noch die psychische Seite des Alkoholismus gibt, und an der müssen Sie selbst, nicht allein, aber eben doch mit erheblich mehr Aufwand für längere Zeit arbeiten. Das ist richtige Mühe, täuschen Sie sich nicht! Diese Arbeit überschneidet sich auch mit der Pflege Ihrer Sozialkontakte oder dem Aufbau neuer zwischenmenschlicher Beziehungen. Aber alles eben der Reihe nach: zuerst die körperliche Entgiftung, dann die Arbeit an der eigenen Psyche, zuletzt beziehungsweise parallel dazu die soziale Seite. Dass die soziale Seite zuletzt kommt, bedeutet aber nicht, dass Sie sich in der Isolation selbst therapieren sollen. Das genau heißt es *nicht*! Sie müssen keinesfalls in stiller Abgeschiedenheit gesund werden, vielmehr gilt sogar das Gegenteil. Gerade weil Sie eine Krankheit haben, die eine Massenkrankheit darstellt, gibt es die verschiedensten Möglichkeiten, sozial aufgefangen zu werden. Soweit der Überblick zum »Aufhören mit dem Alkohol«.

Der erste Schritt: Arztbesuch und Entgiftung

Je nach dem Grad der »Sauferei« kann der erste Schritt eine Entgiftung notwendig machen. Dazu sind einige Tage Aufenthalt in einem Krankenhaus notwendig, das den Alkoholentzug durchführt. Der Vorteil eines derartigen Entzuges besteht darin, dass die schlimmsten Entzugserscheinungen durch Medikamente abgefedert werden. In wirklich extremen Fällen findet der Entzug auf der Intensivstation statt, wobei meist eine Einlieferung vorausgeht. In diesen Fällen haben die Betroffenen die Kontrolle allerdings schon längst restlos verloren. Im Endstadium der Krankheit erhält man den Alkoholiker auf diese Weise noch am Leben.

Die eigentliche Entgiftung löst das Problem Alkohol nicht dauerhaft, denn hier findet nur eine Behandlung statt, die die körperlichen Symptome zunächst einmal weitgehend rückgängig macht. Eine kapitale Fettleber verschwindet dabei natürlich nicht. Die Leber verfügt jedoch über eine beachtliche Regenerationsfähigkeit, und sie kann ihren alten Zustand sogar näherungsweise wieder erreichen. Das Aufhören mit dem Trinken lohnt sich hier also sehr wohl. Mit abgeschlossener Entgiftung ist man freilich noch nicht gesund.

Eines Tages verlässt man das Krankenhaus und bewegt sich gezwungenermaßen wieder in der freien Wildbahn, umgeben von Alkoholquellen aller Art. Praktisch an jeder Ecke ist der Stoff nun erneut verfügbar. Es handelt sich hier um eine kritische Phase für jeden Alkoholiker, die sich mit der Dauer seiner Trockenheit allerdings erheblich entschärft. Die so genannte *Entwöhnungsphase* kann zunächst einmal höchst optimistisch beginnen. Heimlichkeit und Lüge fallen weg, die Einsamkeit und Isolation des Trinkens gehört der Vergangenheit an. Das Erlebnis mit der Entgiftung im Krankenhaus liegt nicht weit zurück und führt die Tatsache des Alkoholismus recht lebhaft vor Augen. Diesen Vorteil hat derjenige schon nicht, der die Entgiftung privat und heimlich durchgestanden hat. Eventuell war der Entzug viel schlimmer als mit Unterstützung der Medikamente im Krankenhaus, aber es schleicht sich sofort ein höchst gefährlicher Gedanke ein. Der erfolgreich überstandene Selbstentzug fördert nämlich die Vorstellung, dass man noch aus eigenem Antrieb mit dem Alkohol fertig wird. Man ist noch Herr der Lage. Also ... was folgt wohl? Richtig: Man kann doch *weitertrinken*. Diesen Gedankengang spielt natürlich niemand in dieser theoretischen Form durch. Er braucht unter Umständen unterschwellig mehrere Wochen zur Reife und es geht erst anschließend wie gewohnt weiter.

Mit abgeschlossener Entgiftung ist man noch nicht gesund.

Wie sieht es im Vergleich mit der offiziellen Entgiftung aus? Hier kann sich niemand mehr herausreden. Es hat wirklich und wahrhaftig eine Kapitulation stattgefunden. Es ging einfach nicht mehr. Sie dürfen hier einmal schwach sein. Besser, Sie sollen hier sogar schwach sein – in Ihrem eigenen Interesse. Vielleicht könnten Sie es ja noch einmal mit eigener Kraft schaffen, wie schon so oft. Dieser Sieg über den Alkohol ist aber unter Umständen nur ein scheinbarer Sieg. Er suggeriert die Überlegenheit über die Flasche und führt letztlich zum Weitertrinken.

Das Eingeständnis der Hilfsbedürftigkeit und der Gang in das Krankenhaus zur Entgiftung machen dagegen unmissverständlich klar: Die Flasche ist stärker als ich es selbst bin. Und weil das so ist, gibt es nur einen einzigen Weg. Weil es mit der Flasche nicht geht, muss es eben ohne sie gehen. Das scheint nur am Anfang ein Ding der Unmöglichkeit. Hinterher und aus einigem Abstand betrachtet, sehen es die meisten trockenen Alkoholiker als Selbstverständlichkeit an. Wir sind allerdings noch nicht so weit. Wir sind eben erst bei der Entwöhnungsphase angekommen und die dauert unterschiedlich lange. Auch ihr Verlauf lässt sich nicht für alle Abhängigen gleichermaßen angeben. Manche haben Glück, für diese Menschen bedeutet die Abstinenz von Anfang an eine einzige euphorische Phase. Andere knabbern für ein Jahr an den verschiedensten Schwierigkeiten herum und fühlen sich nicht unbedingt wohl. Im Wesentlichen lassen sich Entgiftung und Entwöhnung folgendermaßen unterscheiden. Bei der Entgiftung werden die unmittelbaren körperlichen Symptome der Sucht beseitigt. Die Entwöhnungsphase ist langwieriger, weil hier die psychischen Abhängigkeiten eine Rolle zu spielen beginnen. Für die Entwöhnung kann ein mehrwöchiger bis mehrmonatiger Aufenthalt in einer Spezialklinik eine notwendige Hilfestellung bieten. Dies ist aber keinesfalls zwingend so!

Der zweite Schritt: Die Auseinandersetzung mit der Psyche

Sie dürfen sich die Auseinandersetzung mit der psychischen Seite des Alkoholismus nicht als Horrorstory vorstellen. Viele glauben das, weil sie von mehrmonatigen Aufenthalten in Trinkerheilanstalten und Ähnlichem gehört haben. Allein das Wort »Trinkerheilanstalt« klingt schon höchst bedrohlich. Man spricht heute wohl besser von »Fachkliniken für Suchtprobleme«, was auch zutreffender ist. Es handelt sich nicht um düstere Kliniken mit Mauern und Stacheldraht, solche Vorstellungen sind völlig falsch.

Wenn es sich für Sie als notwendig herausstellen sollte, eine mehrmonatige Entwöhnungskur zu machen, besteht keinerlei Grund zur Panik. Meist haben Sie es dann sogar leichter, weil Ihnen sehr intensiv geholfen wird. Entscheidend ist: Falls man Ihnen zu einer derartigen Therapie rät, dann sollten Sie das als Chance sehen und alle Angebote nutzen. Wer seine Zeit in derartigen Einrichtungen einfach absitzt und glaubt, dort am völlig falschen Platz zu sein, der sollte es besser gleich lassen. Es würde sich nur um Zeitverschwendung handeln. Betrachten Sie die Kur am besten zunächst als Auszeit, das Leben »in der freien Wildbahn« geht danach ja weiter. Bis dahin können Sie sich erst wieder an sich selbst gewöhnen – so, wie Sie ohne Droge sind. Die Entwöhnung ist auch eine Gewöhnung an sich. Wir müssen uns erst wieder selbst ohne Alkohol kennen lernen. Sie dürfen nicht vergessen, dass dem in aller Regel ein jahrelanger Missbrauch oder eine Abhängigkeit vom Alkohol vorausging.

Die Auseinandersetzung mit der psychischen Seite des Alkohols führt nicht zwangsweise in eine mehrmonatige Entziehungskur, viele alkoholkranke Menschen schaffen es auch ohne derartige Therapien. Sie bewältigen dies allerdings mit an Sicherheit grenzender Wahrscheinlichkeit nicht allein. Jeder Alleingang in der Entwöhnungsphase hat langfristig gesehen einen Rückfall vorprogrammiert. Selbst wenn Sie die Entgiftung in eigener Regie durchgeführt haben, die Entwöhnungsphase sollten Sie keinesfalls ohne Kontakte in Angriff nehmen. Hierzu bieten sich zahlreiche Selbsthilfegruppen und fachtherapeutische Hilfestellungen an. Sie müssen sich hierzu informieren und die verschiedenen Alternativen erfragen. Eine Adressenliste für die erste Kontaktaufnahme finden Sie am Ende des Buches.

Die Entwöhnungsphase stellt kein Ruhekissen dar, ohne wirkliche Arbeit an sich selbst geht es hier nicht! Das erscheint vielen Betroffenen zunächst etwas rätselhaft, denn oft ist nicht klar, wo diese Arbeit beginnen soll. Schon der Ansatzpunkt fehlt. Es erscheint einerseits wenig sinnvoll, qua Nabelbetrachtung alles aufzubauschen, andererseits lässt es sich einfach auch nicht leugnen: Mit uns Alkoholikern stimmt etwas nicht. Es stimmt sogar so wenig, dass wir unseren frühzeitigen qualvollen Tod in Kauf nehmen. Die ganze Sache hat also sehr wohl etwas mit der Psyche zu tun. Sind wir deshalb »schwere« Fälle, was immer dies auch sein mag? Natürlich nicht. Es gibt nur einen Anteil in unserer Psyche, der sich unter dem oft lange währenden Alkoholeinfluss verändert hat. Wir sind in diesem Punkt tatsächlich andere Personen geworden. Damit sind sehr feine Veränderungen gemeint, wenig spektakuläre Wandlungen, die aber ausreichen, unser gesamtes soziales Umfeld stark zu verändern.

Wir wollen also an uns arbeiten, wissen aber zunächst nicht wo. Eine Möglichkeit besteht darin, Themengebiete zu sammeln oder persönliche Probleme zu bearbeiten. Beginnen wir einmal ganz banal mit der Frage nach der eigenen Befindlichkeit. Warum könnte so eine Frage für den Alkoholkranken von übergeordneter Bedeutung sein? Die Antwort ist recht einfach. Je nach Grad Ihres Alkoholkonsums haben Sie Ihre Gefühle und Stimmungen mehr oder weniger »weggedämpft«. Der Einsatz des Alkohols als Stimmungsverbesserer lässt negative Gefühle gar nicht erst aufkommen. Es könnte also so scheinen, als ob Sie in der Abstinenz besonders starken Stimmungsschwankungen ausgesetzt sind. Tatsächlich bekommen Sie jetzt Ihre Stimmungen nur wieder mit, weil es keinen dämpfenden Alkoholnebel mehr gibt.

Die Folge der Nüchternheit besteht also darin, dass eben auch negative Stimmungen auszuhalten sind. Wenn Sie das schaffen, können Sie auch Ihre positiven Stimmungen wieder richtig genießen. Wie lässt sich das erklären? Die dauernde Euphorisierung unter Drogeneinfluss schafft den Wunsch nach stärkerer Dosierung. Das normale Maß erweist sich nach kurzer Zeit der Gewöhnung nicht mehr als ausreichend. Wir wollen eine Steigerung der Lust und danach noch eine weitere Steigerung – bis ins Unendliche. Natürlich verschärfen sich auf der anderen Seite dieser Bilanz die negativen Auswirkungen durch die erhöhten Alkoholmengen. Es kommt unweigerlich zu der hier bereits oft beschriebenen Situation, in der alles negativ erscheint, weil Sie an den Rand Ihres psychischen Fassungsvermögens mit Alkohol als Stimmungsverbesserer gestoßen sind.

Von nun an geht es mit Ihrer Stimmung rapide bergab, der Alkohol bewirkt nun das genaue Gegenteil: Sie werden depressiv und sind nur noch »schlecht drauf«. Mehr zu trinken hilft auch nichts mehr, sondern verstärkt sogar noch die unerwünschten Auswirkungen.

Langfristig wirkt Alkohol immer negativ auf die Psyche. Der Alkohol fördert depressive Neigungen oder er ruft sie sogar hervor. Wer Alkohol gegen Depressionen zu sich nimmt, der handelt kontraproduktiv. Er verstärkt seine Probleme, anstatt sie abzubauen.

Wer mit dem Trinken aufhört, also zu einem normalen Leben zurückfindet, der kann zuweilen ein wenig vor sich selbst zurückschrecken. Im Normalzustand bekommt der Betroffene Gefühle und Stimmungen wieder »ungefiltert« mit. Der Vorteil besteht darin, dass wir nur vor dem Hintergrund einer schlechten Laune auch eine gute Stimmung wieder mehr genießen können.

Die künstliche Hochstimmung unter Alkoholeinfluss lässt dagegen – zunächst und scheinbar – keinerlei Missstimmung aufkommen. Wer ständig auf Wolke Sieben schwebt, der hält diese Euphorie am Ende für den Normalzustand. Also versucht er mit entsprechenden »Zusatzmitteln« die »Wolke Acht« zu erreichen. Natürlich lässt sich das theoretisch unbegrenzt fortsetzen, denn warum soll es nicht auch die Wolken »Neun« und »Zehn« geben? Aber nur theoretisch, denn irgendwann erfolgt bei *jedem* der Zusammenbruch. Die notwendige Folge aus dieser Erkenntnis lautet, dass wir lernen müssen, mit unserer eigenen Normalität wieder umzugehen. Diese Normalität beinhaltet auch schlechte Stimmungen. Die Arbeit an den Gefühlen schließt also das Aushalten negativer Stimmungen ein, die sozusagen das natürliche Gegenstück zur guten Laune bilden.

Das heißt nicht, dass Sie im Fall von schlechter Stimmung von nun an zerknautscht in der Ecke sitzen müssen und allenfalls resigniert die Schultern hochziehen. Sie können dies gelassen hinnehmen – warum auch nicht? Und Sie können sich überlegen, wie Sie es sich leichter machen, denn Sie haben keinerlei Verpflichtung zur Dauerpositivität. Das entspricht einfach nicht der menschlichen Existenz. Der Typ der zwanghaften Hurratüte ist ein Phantasieprodukt der Medienbranche, kein wirklicher Mensch – aber seine Verkörperung hat nicht gerade selten ein sehr reales Drogenproblem. Sie wissen jetzt, warum.

Sie sind nicht allein!

Alkoholismus zählt nicht zu den seltenen Erkrankungen. Das moderne Leben fördert diese Krankheit anscheinend noch, denn die Anzahl der Betroffenen wächst. Sie sind also kein Einzelfall, sondern gehören einer ziemlich großen Bevölkerungsgruppe an. Für Sie ist das ein unheimlicher Vorteil, den ich bisher noch nicht erörtert habe. Weil derartig viele Menschen von dieser Krankheit betroffen sind, gibt es auch ein dichtes Netz von Selbsthilfegruppen. Wie sieht eine solche Gruppe aus und was findet dort statt?

Zunächst treffen sich dort regelmäßig alkoholkranke Menschen. Sobald man den Schritt aus der Anonymität heraus getan hat, kann man sich auch austauschen. Das macht die ganze Krankheit in ungeahntem Maß erträglicher und besser fassbar. Andere Betroffene können einen Spiegel für unsere eigenen Probleme bieten, und Sie kennen die typischen Anfechtungen der Krankheit eben aus eigener Erfahrung. All dies führt zu einer hohen Kompetenz in Fragen der Suchtkrankheit, von der jeder profitieren kann.

Es gibt nach meiner Meinung keinen Ersatz für das Gespräch mit Betroffenen. Warum? Zunächst braucht sich niemand mehr zu genieren – so unsinnig das auch überhaupt sein mag, aber das Gefühl der eigenen Minderwertigkeit hat hier einfach keinen Platz, denn schließlich sind alle gleichermaßen betroffen. Sie müssen dieses Gefühl natürlich nicht unbedingt haben, und falls Sie doch so etwas wie ein schlechtes Gewissen wegen Ihrer Krankheit in sich tragen, dann versuchen Sie dies schleunigst loszuwerden. Schließlich haben Menschen auch kein schlechtes Gewissen wegen eines kariösen Zahnes oder wegen eines gebrochenen Fingers. Gerade in Bezug auf die bei Alkoholikern so oft feststellbaren Minderwertigkeitsgefühle kann ein Gruppenzusammenhalt erste positive Inhalte setzen. Das geht meist viel langsamer, als wir es glauben wollen. Wir wollen auch nicht so ohne weiteres wahrhaben, wie angeschlagen bestimmte Bereiche unserer Persönlichkeit nach langjährigem Alkoholmissbrauch sind. Glücklicherweise ist das alles revidierbar, die Uhr lässt sich mit einigem Aufwand tatsächlich zurückstellen.

Die Selbsthilfegruppen von Betroffenen bieten auch deshalb eine unschätzbare Hilfe, weil sie die notwendige Kontinuität garantieren. Wöchentliche Treffen erscheinen uns zunächst lästig. Aber das Gegenteil gilt: Der ganzen Angelegenheit mit der Alkoholkrankheit kann nur derjenige *gelassen* begegnen, der dieses Problem *nicht augenblicklich* lösen will. Es gibt keine schnelle Lösung für das Alkoholproblem, Sie sollten ein wenig geduldig mit sich sein. Die Alkoholkrankheit ist eine schleichende Angelegenheit, die oft viele Jahre zur Entwicklung benötigt hat. Die Auseinandersetzung mit der Krankheit benötigt folglich ebenfalls Zeit.

Weil wir hier eher geneigt sind wegzuschauen und weil wir dieses unangenehme Thema eher verdrängen und vergessen wollen, ist ein wöchentlicher Termin eine heilsame Erinnerung. Die meisten Alkoholiker besuchen derartige Gruppen, wenn sie sich einmal dazu durchgerungen haben, nach eigener Aussage übrigens ganz gerne. Was anfangs als Bekenntnis eine Überwindung fordert, das verliert sich schnell. Schließlich sind alle betroffen, und niemand muss sich deshalb vor einem anderen Teilnehmer schämen. Die meisten begreifen, dass sie hier eine Chance bekommen, über ihre Krankheit sehr viel zu erfahren.

Welche Vorteile können Gruppen bieten? Viele betroffene Menschen können nicht nur voneinander lernen, sondern sie können sich auch gegenseitig stabilisieren und einander in kritischen Lebensphasen stützen. Diese gegenseitige Hilfestellung besitzt einen sehr hohen Wert, weil es im Leben kleinere und größere Krisen gibt. Da jede Gruppe auch einen sozialen Mikrokosmos darstellt, kann man den mitmenschlichen Umgang wieder einüben. Das trifft zwar nicht auf jeden zu, aber der zwischenmenschliche Kontakt hat bei den meisten Betroffenen einige Dellen und Beulen davongetragen. Die Gruppen bieten ihren Teilnehmern in der Regel einen reichen Erfahrungsfundus im Umgang mit der Krankheit, und man kann sich dort Ratschläge holen.

Bei längerer Gruppenzugehörigkeit löst sich das Bedrohliche der Alkoholkrankheit auf, denn an der Suchtkrankheit Alkohol ist nur die anfängliche Unkenntnis das Bedrohliche. Wer den Alkoholismus kennt, hat ihm auch etwas entgegenzusetzen. Sie können der Krankheit durch den Erfahrungsaustausch ganz anders gegenübertreten, sind informiert und kompetenter geworden.

Der regelmäßige Besuch einer Selbsthilfegruppe gehört zu den erfolgreichsten Strategien gegen die Krankheit Alkoholismus.

Ist die Gruppe also ein Allheilmittel gegen den Alkohol? Zwar handelt es sich hier um einen unverzichtbaren Bestandteil jeder Gegenstrategie, ein Universalheilmittel ist die Gruppe aber nicht. Das liegt in erster Linie daran, dass nicht alle Menschen gleich sind. Und es gibt selbstverständlich auch unter den Alkoholikern ganz unterschiedliche Menschen. Falls jemand leicht gehemmt ist und erhebliche Schwierigkeiten hat, vor anderen zu sprechen, kann der alleinige Besuch einer Gruppe nicht das Richtige sein.

Damit wir uns verstehen: Keine Gruppe verlangt von neuen Mitgliedern perfekte Vorträge, und wenn Sie sich nicht outen wollen, wird man Sie auch in Ruhe lassen. Sie können auch sagen, dass Sie erst einmal nicht sprechen wollen, und niemand wird Sie dazu zwingen. Die ganze Angelegenheit ist freiwillig! Genau darin besteht aber bei sehr zurückhaltenden Menschen das langfristige Risiko. Sie gehen dann zwar zu Ihrer Gruppe, aber Sie sind nicht aktiv anwesend. Sie sollen aber anfangen von sich zu sprechen, endlich einmal Ihre Person ins Spiel zu bringen.

Nicht alle Alkoholiker sind dominant auftretende Menschen mit einer großsprecherischen Natur. Unter Umständen sind sie ein wenig schüchtern und sehr sensibel. Falls Sie zu diesen zurückhaltenden Menschen zählen, sollten Sie unbedingt auch eine Einzeltherapie in Betracht ziehen. Sie müssen irgendwann einmal anfangen, über Ihre Probleme zu sprechen, und die Einzeltherapie ist hierfür ein sehr geeigneter Ort. Sie können dort lernen, Ihre ganzen Probleme abladen. Das finden Sie in diesem Umfang sonst nirgendwo auf der Welt. Die Einzeltherapie ist also eine Chance, nichts bedrohlich Unangenehmes. Das heißt freilich nicht, dass es sich hier um einen bezahlten Kaffeeplausch handelt. Einzeltherapie kann sehr anstrengend sein. Sie tun dies aber *für sich selbst*!

Es gibt noch weitere Gründe, die für eine Einzeltherapie sprechen: Die Vorteile liegen in einer verstärkten Auseinandersetzung mit den persönlichen Ursachen und Ausgangsbedingungen der Sucht. Es gibt statistisch signifikante Gründe für eine spätere Suchterkrankung. So gehören aus psychoanalytischer Sicht beispielsweise frühkindliche Störungen in der Beziehung zu Vater und/oder Mutter zu den sich häufenden Ursachen, die in der therapeutischen Praxis auffallen. In einzeltherapeutischer Arbeit kann die individuelle Geschichte mit ihren psychosozialen Hintergründen – einschließlich der Familiengeschichte – einer eingehenden Prüfung und Aufarbeitung unterzogen werden. Die erste und wichtigste Voraussetzung für eine erfolgreiche Einzeltherapie besteht allerdings immer in der Trockenheit des Alkoholikers. Wer nach den Gründen seiner eigenen Sucht fragt, der kann dies nur in nüchternem Zustand tun.

Falls Sie jetzt den Schluss ziehen, dass eine Gruppe nicht das Richtige für Sie ist und in jedem Fall nur eine Einzeltherapie in Betracht kommt, möchte ich dennoch kurz intervenieren. Die Gruppe ist unverzichtbar, die Einzeltherapie kann eine notwendige Ergänzung darstellen. Niemand kommt als geborener Redner zur Welt. Wir haben alle eine gewisse Scheu, vor anderen Menschen unsere Probleme anzusprechen. Jede Gruppe lässt Ihnen aber die Wahl, welche Schwierigkeiten Sie ansprechen wollen. Niemand erwartet eine perfekte Rede, weil das normalerweise niemand beherrscht. Außerdem brauchen Sie sich nicht zu genieren, weil alle gleichermaßen betroffen sind. Vergessen Sie das nicht! Die Frage kann also nur sein, ob Sie zusätzlich noch eine Einzeltherapie ins Auge fassen. Eine Gruppe sollten Sie auf jeden Fall besuchen – sogar für längere Zeit. Ich meine damit einen sehr langen Zeitraum, genauer gesagt: viele Jahre. Das erscheint Ihnen übertrieben und unmöglich? Probieren Sie es doch erst einmal aus. Es geht um den Anfang und die Erfahrung. Sie verpflichten sich ja zu nichts.

Im Anhang des Buches finden Sie eine Adressenliste, über die Sie einen Kontakt zu einer Gruppe herstellen können. Falls Ihnen die Gruppe nicht zusagt, suchen Sie sich mit folgender Einschränkung eine andere: Geben Sie der Gruppe wenigstens mehrere Chancen, sonst besteht die Gefahr, dass Sie bei der geringsten Missstimmung jedesmal davonlaufen. Selbsthilfegruppen sind glücklicherweise keine lustigen Plauderstündchen, denn in diesem Fall würden Sie überhaupt keinen Nutzen aus einem Gruppenbesuch ziehen können.

Öffentlichkeit und Alkohol

Wenn die Gruppe ein Ort der freien Auseinandersetzung über das Thema Alkohol ist, dann kann von der restlichen Öffentlichkeit nicht unbedingt ein ebensolches Maß an Verständnis erwartet werden. Viele Alkoholiker rechnen – nicht ganz ohne Grund – mit wenig wirklichem Verständnis. In den letzten Jahren hat sich der Informationsstand allerdings erheblich verbessert. Als typischer Alkoholiker galt vor einigen Jahrzehnten noch der obdachlose Brückenbewohner. Die Ächtung des Alkoholikers unter der Rubrik des asozialen Trinkers besitzt momentan keine besondere Popularität mehr. Ob das wirkliche Verständnis für die Krankheit allerdings auch tatsächlich gewachsen ist, wage ich zu bezweifeln. Da die Gesellschaft in den Medien eigentlich keine Tabuthemen mehr akzeptiert, kann zumindest davon ausgegangen werden, dass das Thema Alkohol nicht mehr prinzipiell verschämt unter den Teppich gekehrt wird. Dies bedeutet jedoch mit Sicherheit nicht, dass alle wirklich über die Zusammenhänge informiert sind.

Alkoholismus besitzt nicht ohne Grund ein negatives Image. Niemand will natürlich in diese Sparte eingeordnet werden, aber wenn man die Krankheit nun einmal hat, dann bleibt die Frage nicht aus, wie man damit in der Öffentlichkeit umgeht. Man muss sich damit auseinander setzen, da festliche Anlässe in unserer Gesellschaft häufig mit dem Angebot von alkoholischen Getränken verbunden sind. Hier hat sich in den letzten Jahren allerdings einiges verbessert. Meistens gibt es Ausweichmöglichkeiten, da auch nichtalkoholische Getränke zur Auswahl stehen. Die Ablehnung, Alkohol zu trinken, stößt kaum noch auf sofortiges Misstrauen oder automatische Verdächtigungen. Wer sich zur Trockenheit entschlossen hat, der trifft letztendlich in der Öffentlichkeit auf wesentlich günstigere Ausgangsbedingungen, als dies noch vor ein paar Jahren der Fall war.

Natürlich gibt es auch kritische Situationen. Es kann durchaus vorkommen, dass man Zeitgenossen findet, die ihre einzige Aufgabe für den betreffenden Augenblick oder Abend darin sehen, einen zu einem Glas Alkohol zu überreden. Schauen Sie sich diese Kandidaten einmal genauer an! Nicht selten handelt es sich um nasse Alkoholiker, die lediglich einen Saufkumpanen benötigen. Es gibt auch eine bestimmte Schicht, die aus der Überredung zum Alkohol eine Art Selbstbestätigung macht und hier den Gruppenzwang einführen will. Das sind meist sehr einfach gestrickte Menschen, die diese Form des primitiven Gemeinschaftsgefühls zu ihrer eigenen Bestätigung benötigen. Diese Menschen können sehr penetrant auftreten. Der entsprechende Menschenschlag trampelt einem eventuell so lange auf den Nerven herum, bis er sehr klar – und das heißt hart – abgeblockt wird. Es handelt sich um derartig »robuste Naturen«, dass der berühmte Wink mit dem Zaunpfahl kaum zu vermeiden ist. Sie sollten hier nicht zögern, sondern deutlich reagieren.

> Die Ablehnung, Alkohol zu trinken, stößt kaum noch auf sofortiges Misstrauen.

All diese Situationsbeschreibungen treffen aber noch nicht das Hauptproblem, das Sie in der Öffentlichkeit vielleicht haben könnten. Das wirkliche Problem besteht darin, dass wir Alkoholiker sind und nichts mehr trinken wollen. Nun drängt man uns den Alkohol förmlich auf, aber wir wollen uns vielleicht nicht öffentlich zum Alkoholismus bekennen. Dabei haben wir natürlich bei allen Ausreden, die wir erfinden können, ein schlechtes Gewissen, denn wir sind ja wirklich Alkoholiker. Eine Abhilfe besteht darin, zum eigenen Alkoholproblem zu stehen. Es ist nicht einmal die schlechteste Lösung, sie vermeidet nämlich die Lüge, die uns ja eine ganze Weile auf unserem Weg als Alkoholkranke begleitet hat. Das Alkoholproblem zu leugnen, hat also etwas von unserem alten Verhalten, das wir eigentlich dringendst loswerden wollen. Darin liegt ein gewisses Risiko. Man sollte sich dies zumindest klar machen, denn nur die wenigsten trockenen Alkoholiker werden ihre Suchtkrankheit überall öffentlich publik machen wollen. Eher das Gegenteil dürfte sogar die Regel sein. Tatsächlich schwindeln die meisten oder erfinden Ausreden.

Wer schwindelt, sollte sich allerdings genau im Klaren darüber sein, dass seine Erklärungen eine absolute Langzeitstabilität aufweisen müssen: Wer eine eben überstandene Grippe vorschiebt, der muss sich in der nächsten Woche bereits etwas anderes einfallen lassen. Besser sind also Erklärungen, die beliebig lang wiederholt werden können. Man muss die entsprechende Lüge nur lange genug und beharrlich wiederholen. Irgendwann hat sie sich in den Köpfen der Umgebung festgesetzt. Dann sind Sie ein Mensch geworden, der aus irgendeinem Grund keinen Alkohol trinkt, und damit ist alles gesagt. Was Sie sich einfallen lassen, bleibt Ihrer Phantasie überlassen, muss aber eventuell auch eine Erklärung zulassen, warum Sie von einem höchst trinkfreudigen Menschen zu einem »Abstinenzler« geworden sind.

Wenn Sie also lügen, dann richtig. Und unter richtig verstehe ich auch, dass Sie etwas Hieb- und Stichfestes vorbringen. Das dient Ihrem eigenen Schutz (nicht der moralisch zweifelhaften Qualität der Lüge selbst), weil jede halbherzige Ausrede bereits wieder den Weg zu einem Rückfall bahnt. Jede zeitlich begrenzte Indisponiertheit führt nach Ablauf einer bestimmten Frist unweigerlich zu einer Situation, in der Sie eventuell gefragt werden, ob Sie denn jetzt nicht allmählich mal wieder einen kleinen Schluck zu sich nehmen könnten. Dieser Situation setzen Sie sich erst gar nicht aus! Deshalb: wenn Lüge, dann auch richtig. Die richtige Lüge verbietet Ihnen für alle Zeiten den Konsum von Alkohol.

Jede offizielle Erklärung zu Ihrer »Abstinenz« muss Ihnen den Alkoholgenuss dauerhaft verbieten.

Die nächste Frage geht den Umfang Ihrer Lüge an. Wollen Sie alle belügen oder nur diejenigen, die Ihnen nichts bedeuten oder fremd sind? Falls Sie wirklich alle Menschen in Ihrem Umkreis belügen wollen, dann sind Sie einfach auf dem falschen Weg. Sie schaffen sich bereits wieder einen Freiraum, in dem Sie unweigerlich irgendwann wieder zur Flasche greifen könnten. Niemand weiß von Ihrem Problem, und das ist natürlich für einen Rückfall eine glänzende Voraussetzung. Außerdem haben Sie sich mit Ihrer Zurückhaltung wieder in den abgeschlossenen Raum stiller Zwiesprache begeben, in dem nur noch die Flasche mit Ihnen kommuniziert. Sie bauen sich buchstäblich Ihre eigene Falle auf.

Das funktioniert äußerst raffiniert. Es geht nämlich nicht darum, dass Sie von Ihren guten Freunden kontrolliert werden könnten, wenn Sie denen über Ihren wahren Zustand etwas erzählt hätten. Die Verantwortung haben Sie als erwachsener Mensch ja ganz allein, und niemand kann Sie wirklich kontrollieren. Das Fatale an der geschilderten Situation ist, dass Sie sich selbst schon wieder mit Ihrem ganzen Problem restlos auf sich zurückziehen. Das ist genau das, was die Krankheit letztlich von Ihnen verlangt, denn in der entsprechenden Isolation sind Sie der Flasche viel stärker ausgeliefert. Also: Alle Menschen zu belügen kann keinesfalls eine Lösung sein. Sie müssen lernen, andere Menschen ins Vertrauen zu ziehen. Umgekehrt verlangt niemand von Ihnen, jeden ungeliebten Arbeitskollegen auch noch detailliert zu informieren. Es gibt Menschen, die Ihr Alkoholproblem wirklich nichts angeht. Aber noch einmal: Vollständiges Stillschweigen ist *keine* Lösung!

Der Rückfall

Während der Entwöhnungsphase kommt es gelegentlich zu einem so genannten Rückfall. Trotz aller guten Vorsätze greift der Abhängige wieder zur Flasche. Mir ist das einmal passiert. Natürlich ist so ein Rückfall kein Grund zum Jubel, aber ein Grund für grenzenlose Verzweiflung und Aufgabe ist es auch nicht! Wichtig sind selbstverständlich die Dauer und Intensität des Rückfalls, weil wir im Extremfall wieder zur Entgiftung müssen. Das Ganze geht also noch einmal von vorne los. Das ist bedauerlich und in gewisser Hinsicht auch demütigend, lässt sich aber nicht vermeiden. Wie gut der Umgang mit dem Rückfall gelingt, beziehungsweise wie schnell die Enttäuschung verarbeitet wird, hängt allerdings in erster Linie davon ab, welche Hilfsmittel mittlerweile bereitgestellt wurden. Darunter verstehe ich die ganzen Strategien und Sozialkontakte, die man sich in der »trockenen Zeit« zurechtgelegt hat. Dabei sollte zwischen solchen Strategien, die zur Vermeidung des Rückfalls im Vorfeld dienen, und der Notfallsituation unterschieden werden – wenn es sozusagen schon beinahe passiert ist. Es gibt also ein Vorher sowie die Situation der Gratwanderung bei schwankendem Gleichgewicht.

Zunächst möchte ich aber auf eine verbreitete Klage eingehen. Der Rückfall gilt unter Alkoholikern als ausgesprochenes Schreckgespenst. Immer wieder wird auf die hohen Rückfallraten hingewiesen, die es bei der Suchtkrankheit Alkoholismus gibt. Der Grundton, der dabei mitschwingt, ist unüberhörbar und lautet im Grunde: dass wir keine Chance haben und sowieso alle irgendwann einmal wieder rückfällig werden. So genannte alte Hasen bringen dieses Argument gerne vor. Das sind diejenigen, die bereits mehrere Rückfälle hatten und so ihr eigenes

Verhalten erklären wollen. Das ganze Argument ist natürlich völliger Unsinn. Woher wollen Sie denn wissen, wie Sie reagieren werden? Sie müssen es schon ernsthaft ausprobieren, und ernsthaft heißt nicht, mit dem Bewusstsein eines angeblich unvermeidlichen Rückfalls anzufangen! So viel Mut und Zuversicht müssen Sie zumindest aufbringen, entgegen allem, was man Ihnen sagt oder was Sie hören: Wenn Sie es ernst meinen und die ganze Angelegenheit wirklich in Angriff nehmen, dann haben Sie auch gute Chancen, mit dem Alkohol fertig zu werden.

Ein Rückfall kann passieren!

Natürlich argumentieren die Untergangsapologeten und Schwarzmaler mit der Statistik. Soundsoviel Prozent werden rückfällig – und Sie sagen das mit einem Grundton, der an die innere Stimme erinnert, die zum Weitertrinken auffordert. Aber was besagt denn eine Statistik wirklich? Sie besagt im Grunde nichts über Ihre individuelle Zukunft als trockener Alkoholiker. Warum das so ist? Weil Sie eine ganz eigene Person sind, mit allen Ihren Macken und Vorteilen. Wenn Sie sich wirklich auf Statistiken verlassen würden, dann dürften Sie auch nicht mehr mit dem Auto fahren, denn es könnte Sie auch im Straßenverkehr erwischen. Lassen Sie sich also nicht durch derartige Argumente aus der Ruhe bringen.

Wer vom Rückfall spricht, der muss allerdings der Tatsache ins Auge sehen, dass es passieren kann. Ich möchte Sie an dieser Stelle noch einmal darauf hinweisen, wie wichtig es ist, nicht allein vom Alkohol wegkommen zu wollen. Nehmen wir einmal an, dass ein Rückfall passiert ist. Der Betroffene sitzt allein zu Hause in seiner Wohnung und hat getrunken. Er hat nie zuvor eine Gruppe besucht und seine Entgiftung heimlich erledigt, vielleicht aber auch im Krankenhaus absolviert. Trotzdem sitzt er jetzt isoliert da. Er wird höchstwahrscheinlich wieder in die alte Verhaltensweise zurückfallen. Das kann lange dauern, sich sogar über Monate hinziehen. Am Ende hat der Alkohol freilich wieder gewonnen. Auch als eifriger Gruppenbesucher sind Sie vor dem Rückfall nicht vollkommen sicher, aber die Situation stellt sich doch ganz anders dar. Falls ein Rückfall eintritt, können Sie den ganzen Vorfall in Ihrer Gruppe durchsprechen. Ich habe es nie erlebt, dass eine Gruppe hier unwillig reagiert hätte. Natürlich bejubelt niemand das Vorkommnis und klopft Ihnen anerkennend auf die Schulter, trotzdem sieht man nicht auf Sie herab, denn es kann jeden treffen. Die Gruppe trägt Sie in einer besonders kritischen Phase ein Stück weiter. Sie werden buchstäblich stabilisiert – und Sie haben das in diesem Fall auch bitter nötig.

Gleichzeitig dienen Ihnen die Gruppenmitglieder als kritischer Spiegel des Vorfalls. Sie selbst sind dazu unter Umständen außer Stande, weil Ihnen der notwendige Abstand fehlt. All dies setzt voraus, dass Sie an einer Gruppe teilnehmen und Ihren Rückfall überhaupt erzählen können. Wer ohne Gruppenanschluss ist, befindet sich dagegen in einer Situation, die dem aktiven Trinker näher ist. Er besitzt lediglich seine beschränkten Kräfte, die durch den Rückfall auch noch angegriffen sind. Vor allem kann er sein Missgeschick wieder nur mit sich selbst ausmachen. Diese Situation der *Isolation* müssen Sie unbedingt vermeiden!

Es gibt sozusagen eine Faustformel für den Umgang mit dem Rückfall, wenn er passiert sein sollte: Sie müssen über diesen Rückfall sprechen. Alles andere hieße, sich erneut in die Heimlichkeit der Krankheit zurückzuziehen. Der geeignete Ort für eine derartige Auseinandersetzung ist eine Gruppe beziehungsweise sind Fachleute, die das Problem Alkohol auch wirklich kennen. Ihre Bekannten dagegen sind nicht unbedingt die richtige Adresse, obwohl Sie natürlich auch dort über den Vorfall berichten können. Ihr soziales Umfeld sollte keinesfalls belogen werden, aber es dient in der Strategie einem ganz anderen Zweck. Sie sind nach einem Rückfall meistens ausgesprochen wackelig, also müssen Sie sich ein stabileres Umfeld als sonst schaffen. Sie können das in der trockenen Zeit bereits vorbereiten, indem Sie Ihre Sozialkontakte wieder auffrischen. Bekannte und Freunde dienen in einer kritischen Phase als ganz normale Hilfestellung, das gilt selbstverständlich nicht für eventuelle alte

Zechkumpane! Durch entsprechende Unternehmungen können Sie sich ablenken und erst einmal Luft holen. Die Details und die näheren Umstände des Malheurs besprechen Sie aber besser in Ihrer Gruppe.

Die dümmste Form des Rückfalls möchte ich noch unbedingt erwähnen, weil sie immer wieder Gegenstand von Anfragen in Selbsthilfegruppen ist und wirklich leicht zu vermeiden wäre: der Konsum von so genanntem alkoholfreien Bier. Viele glauben, dass sie den geliebten Gerstensaft in alkoholfreier Form wieder trinken können. Dahinter steckt leider eine fundamentale Täuschung. Erstens enthält auch alkoholfreies Bier einen gewissen, wenn auch minimalen Prozentsatz an Alkohol. Aber darauf kommt es gar nicht so sehr an! Irgendwann gelingt es vielleicht, auch ein Bier mit erwiesenen Null Prozent an Alkohol herzustellen. Dieses Bier eignet sich aber ebenfalls nicht für Alkoholiker. Die hinterhältige Fallgrube bei dieser Angelegenheit besteht in der Erinnerung unseres Geschmacks. Da sagt etwas in Ihnen: »Das schmeckt doch wie Bier.« Zumindest schmeckt es ähnlich. Die Krankheit tanzt schon auf den inneren, sprich psychischen Zinnen Ihrer Alkoholikerseele: »So schmeckt also Bier, zugegebenermaßen kein richtiges Bier. Ein richtiges Bier wäre besser ...« Ich führe es nicht weiter aus, denn jeder kann sich die einsetzende Kette selbst ergänzen. Lassen Sie besser die Finger vom alkoholfreien Bier. Ähnliches gilt für Schnapspralinen und alkoholhaltige Speisen.

Die zweitdümmste Form des Rückfalls bahnt sich mit dem Besuch eines für den betreffenden Alkoholikertyp vertrauten Milieus an. Für ehemalige Trinker in den eigenen vier Wänden gilt, dass der Zugang zu Alkohol im Sinne von Vorratshaltung Ihren Rückfall erleichtern kann. Wenn Sie nichts mehr trinken wollen, können Sie den Alkohol also auch sehr gut aus Ihrer nächsten Nähe verbannen. Sie brauchen den Alkohol überhaupt nicht mehr. Trockene Gesellschaftstrinker sollten sich dagegen sehr gut überlegen, mit wem und wann sie eine Kneipe aufsuchen, denn sie betreten »feindliches Terrain«. Damit meine ich, dass Sie in diesem Moment ein Milieu aufsuchen, in dem Sie früher getrunken haben. Sie sollten für diese Ausflüge schon einigermaßen stabilisiert sein und sich sicher fühlen. Die Kontaktaufnahme mit alten Saufkumpanen gilt mit Recht als äußerst gefährlich.

Kein Rückfall kommt aus heiterem Himmel, aber die Auslöser lassen sich nicht in jedem Fall angeben. Im nachfolgenden Abschnitt behandle ich deshalb die »plötzliche Lust« auf Alkohol. Letztlich ist es völlig egal, ob Sie immer die genauen Gründe für die momentane Lust auf Alkohol finden können. Es kommt nur darauf an, wie Sie damit umgehen und den Rückfall vermeiden.

Es war bereits die Rede von so genannten Hilfsmitteln, worunter ich Strategien und Sozialkontakte verstehe, mit denen Sie sich gegen »schlechte« Gedanken schon im Vorfeld wappnen können. Die Gegenstrategien umfassen also nicht nur Pläne für einen bereits stattgefundenen Rückfall: Wir sorgen im Gegenteil bereits vor. Alkoholismus bedeutet sehr oft, dass auch gewisse Anfechtungen in der trockenen Zeit auftreten können. Diese Anfechtungen haben nicht alle Menschen im gleichen Maße, und manche kommen überhaupt darum herum. Mit solchen Anfechtungen zu rechnen ist aber besser, als ihnen hilflos gegenüberzustehen. Wir bereiten uns also tunlichst auf solche Situationen vor und stehen den »schlechten« oder »nassen« Gedanken nicht unvorbereitet gegenüber. Übrigens gibt es einen Trost: Alle »nassen« Gedanken treten mit der Dauer der Trockenheit immer seltener auf. Und noch ein Trost: Alle »nassen« Gedanken treten in voller Intensität nach den Berichten der meisten Alkoholiker immer nur sehr befristet auf.

Der eigentliche Gedanke, dessen Kern natürlich im »Jetzt trink' ich was« besteht – etwas anderes fällt der dümmlichen Krankheit nämlich nicht ein –, hat nur eine kurze Dauer. Der Gedanke kann sich erst richtig breit machen und einnisten, wenn der entsprechende Raum zur Verfügung gestellt wird. Wir steigern uns in diesem Fall selbst hinein. An dieser Stelle können Sie einen oder mehrere Riegel vorschieben, wie ich sie im folgenden Abschnitt beschreibe.

Die plötzliche Lust

Alkoholiker berichten immer wieder über eine plötzlich auftretende Lust auf Alkohol, die mit dem Fachausdruck »Saufdruck« bezeichnet wird. Es gibt für diese Lust nicht immer nachvollziehbare äußere Gründe. Das macht die ganze Sache fast unheimlich, denn die Betroffenen fühlen sich in diesem Fall der Krankheit völlig ausgeliefert. Jeder möchte im Grunde verstehen, warum gerade jetzt und in diesem Augenblick die Neigung zum Alkohol wieder so unverhohlen und mit solcher Vehemenz auftritt, findet aber oft keine Erklärung. Manchmal gelingt es im Nachhinein, die Umstände mühsam zu rekonstruieren und sich darüber Klarheit zu verschaffen, warum die Versuchung erneut so stark aufgetreten ist.

Solche »Anfälle« wirken bedrohlich, sie sind aber normal. In den meisten Fällen müssen wir uns mit dieser bloßen Feststellung begnügen. Wir können nicht für alles Gründe finden, aber was wir tun können ist, für diesen Fall der »plötzlichen Lust« Vorsorge zu treffen.

Es gibt zunächst eine ganz einfache Maßnahme, die Sie sich unbedingt merken sollten: Tritt die besagte Lust, die sich bis zu einem unerhörten Zwang steigern kann, auf, dann sollten Sie zunächst einmal mit der simpelsten Reaktion beginnen. Es könnte nämlich sein, dass Sie einfach Durst haben. Ich meine richtigen Durst nach Wasser. Da es aber um Flüssigkeit geht und Alkohol häufig an Flüssigkeit gebunden ist, überlagert sich dem normalen Durst die Lust auf Alkohol. Die Gegenmaßnahme liegt auf der Hand: Sie trinken sofort eine ordentliche Menge Wasser. Es darf auch ruhig etwas zu viel sein, bis Sie mit Wasser buchstäblich abgefüllt sind. Viele Alkoholiker sind überrascht, wie gut diese einfache Maßnahme wirkt. Es darf selbstverständlich auch Fruchtsaft oder eine andere alkoholfreie Flüssigkeit sein. Wer gerade ein oder zwei Liter getrunken hat, der empfindet jedenfalls nichts Reizvolles mehr an weiterer Flüssigkeitsaufnahme. Der erste Saufdruck wird abgemildert und verschwindet häufig sogar ganz.

Erste Maßnahme gegen plötzlich auftretenden Saufdruck: Sehr viel Wasser trinken.

Eine weitere Vorsichtsmaßnahme gegen den plötzlich auftretenden Saufdruck besteht darin, den Zugang zu Alkohol zu erschweren. Ich persönlich habe niemals Alkohol zu Hause, weil ich mich dieser Versuchung auf keinen Fall aussetzen will. Der Sinn dieser Maßnahme ist klar: Wenn Sie Alkohol griffbereit haben, dann können Sie unter dem Einfluss eines spontan auftretenden Saufdrucks auch leicht auf diesen Alkohol zurückgreifen und einen Rückfall bauen. Wenn Sie dagegen erst Alkohol beschaffen müssen, gewähren Sie sich selbst noch einmal eine Bedenkzeit. Viele Alkoholiker können den Rückfall durch diese Bedenkzeit verhindern, denn sie verschafft ihnen Zeit zum Nachdenken. Sie können beispielsweise noch jemanden anrufen und überlegen, was Sie alternativ unternehmen könnten.

Zweite Maßnahme: Niemals einen Alkoholvorrat daheim horten. Sie schaffen sich damit Bedenkzeit und erschweren den spontanen Zugriff.

Die ganze Kunst besteht im Grunde darin, den nassen Gedanken auszuhungern. Dabei ist die Zeit ein guter Verbündeter, denn nasse Gedanken haben nur eine beschränkte Energie. Sie können recht heftig auftreten, schwächen sich aber wieder ab und verschwinden anschließend ganz. Natürlich können diese Gedanken wiederkommen. Entscheidend ist folgende Feststellung: Ihre Verteidigungslinie muss vor allem für jene Zeit halten, in der der nasse Gedanke seine Hauptintensität entwickelt. Es geht hier um Vorgänge, die im Nachhinein von Betroffenen als spontan und plötzlich beschrieben werden. Da ist von Impulsen und unkontrollierten Handlungen die Rede. Alles geht also im Grunde sehr schnell, verschwindet aber auch wieder rasch. Völlig falsch wäre es, den nassen Gedanken angstvoll zu erwarten, also wie das Kaninchen vor der berüchtigten Schlange zu erstarren. Die beschriebenen Gedanken gehören einfach zum Alkoholismus dazu, und die beste Haltung besteht in größtmöglicher Gelassenheit.

Für alle nassen Gedanken gibt es trotz ihres scheinbar so unerklärlichen Auftretens gewisse Frühwarnzeichen. Diese Zeichen sind oft so unscheinbar und belanglos, dass wir sie übersehen können. Besonders kritische Momente stellen mit Sicherheit solche Lebenssituationen dar, in denen Sie bereits früher Abstürze hatten. Dabei kann es sich um ein bestimmtes Milieu handeln, spezielle unangenehme Lebensumstände wie Trennungsphasen in Beziehungen oder sonstige ungewöhnliche Belastungen.

Aber Vorsicht: Es gehört zu einer immer wieder in Gruppengesprächen vorgetragenen Erfahrung, dass die Hauptgefahr nicht unbedingt in der Phase der größten Belastung liegen muss. Die gefährlichste Zeit beginnt kurz nach dem Malheur, wenn wir die ganzen unangenehmen Gedanken Revue passieren lassen. Meistens paaren sich die Gedanken hier mit einer gewissen Hilflosigkeit, nichts mehr an dem Geschehenen ändern zu können. Für Alkoholiker ist das besonders gefährlich, weil es die alten Gefühle vom Versager heraufbeschwört. In diesen Situationen empfiehlt sich erhöhte Wachsamkeit. Sollten in solchen Augenblicken wiederholt Gedanken auftauchen, die in scheinbar unverfänglicher Weise um den Alkohol kreisen, vielleicht noch von Träumen rund um das Thema Alkohol verstärkt, entwickelt sich vielleicht gerade ein nasser Gedanke. Eine offensiv nasse Handlung besteht dann in dem ziellosen Einkauf von alkoholhaltigen Getränken. Sie füllen bereits Ihr Lager für einen Absturz auf.

Alle Frühwarnzeichen können selbstverständlich auch anders und in anderer Reihenfolge auftreten. Man sollte jedes einzelne Zeichen außerordentlich ernst nehmen. Das führt uns zur letzten Maßnahme gegen einen Rückfall: Sie besteht in einem kompletten Notfallprogramm, das Sie sich schon einmal zurechtbasteln können. Eine Liste mit Programmpunkten schadet nicht. Sie können diese Liste immer mit sich führen. Das Programm besteht in erster Linie aus der Herstellung von Sozialkontakten. Ihre Liste wird also – neben ganz individuellen Maßnahmen – eine ganze Reihe von Telefonnummern enthalten. Alle guten Freunde stehen auf dieser Liste. Diese sind allerdings nicht immer greifbar. Meistens – so ist das im Leben – sind sie sogar gerade dann nicht greifbar, wenn man sie am dringendsten brauchen würde. In diesem Fall kommen die Gruppen der Anonymen Alkoholiker oder anderer Vereinigungen in Betracht. Es gibt sie überall und in den Großstädten sogar täglich. Sie sollten eine Liste mit den entsprechenden Terminen und Orten besitzen.

Dritte Maßnahme: Das Notfallprogramm sollte Ihnen die Herstellung von Sozialkontakt ermöglichen.

Warum aber sollten Sie unbedingt einen Sozialkontakt herstellen? Dieser ist deshalb so wichtig, weil Sie reden müssen. Sie müssen dabei nicht Ihr Innerstes nach außen kehren, müssen nicht Ihre kleinsten Seelenregungen irgendwelchen Menschen aufdrängen oder eine Generalbeichte ablegen. Oft genügt das einfache Reden. Es transportiert nämlich ein klein wenig von der in Ihnen aufgestauten Spannung nach draußen. Sie werden durch das Reden etwas los, von dem Sie vielleicht nicht so genau – jedenfalls in diesem Augenblick – wissen, was es ist. Eine kleine Missstimmung, die berühmte Laus, die einem über die Leber gelaufen ist, ein unfreundlicher Ton, vieles kann hier der Auslöser sein. Es kommt aber entscheidend darauf an, wie wir damit umgehen.

Früher sind Sie so damit umgegangen, dass Sie alles in sich hineingefressen haben. Sie waren immer hilfsbereit und nett, haben immer allen zugehört. Der Chef hat Sie angefahren und

Sie haben nichts gesagt. Am Schluss mussten Sie den Kloß in Ihrem Magen wieder auflösen. Dreimal dürfen Sie raten, wie Sie das gemacht haben. Ihr spezielles Allheilmittel war der Alkohol.

Jetzt machen Sie das anders. Sie zerlegen den Kloß und verteilen ihn in Ihrer Umgebung. Jeder kriegt ein winziges Stückchen, wenn Sie mit ihm oder mit ihr reden. Wohlportionierte Stückchen registrieren die anderen nicht als störend. Sie werden dann vielleicht sogar feststellen, dass es die anderen mit Ihnen genauso machen. Es gibt ausgesprochene Spezialisten im Abladen. Mit denen können Sie am Anfang nicht konkurrieren und das brauchen Sie auch nicht. Sie werden mit der Zeit immer besser werden und dann können Sie sich so einen »Jammerer« einmal vornehmen. Dafür gibt es eine schöne Redewendung: Jemandem etwas ins Knie schrauben. Fangen Sie an zu schrauben! Nicht nervig, nicht lästig, nicht unverschämt, sondern elegant und dosiert. Aber merken Sie sich die Spezialisten, von denen Sie selbst auf diese Art genervt werden. Gehen Sie diesen professionellen Jammergestalten aus dem Weg. Sie haben lange genug zugehört. Jetzt sind die anderen mal dran. Wenn Sie auf diese Zusammenhänge achten, werden Sie auch feststellen, mit welcher Aggressivität manche Menschen andere Menschen als Abfallplatz benutzen.

Sie merken sicherlich längst, worauf ich hinauswill: Sie sollen nicht nur reden, sondern auch lernen, kein Abfallplatz mehr zu sein. Das ist im Grunde auch eine langfristige Maßnahme gegen Rückfälle, weil Sie auf diesem Weg die Situation der inneren Emigration vermeiden. Unter innerer Emigration verstehe ich einen höchst beschränkten Dialog, der nur zwischen der Krankheit und dem Betroffenen stattfindet. Sie können es auch drastischer ausdrücken: Da ist die Flasche, und da sind Sie – sonst niemand. Sie wollen trotzdem noch auf Ihre Freunde eingehen können, wollen noch zuhören können und nicht nur als unsichtbarer Ellbogenmensch auftreten? Richtig, Sie sollen ja auch kein hemmungsloser Egoist werden. Aber vielleicht, und bei vielen Alkoholikern ist es sogar ganz gewiss so, sind Sie in diesem Punkt nicht so ganz im Gleichgewicht.

Wirkliche Gespräche bestehen natürlich aus einem *Geben und Nehmen*. Wir müssen zwischen Abladeversuchen und wirklichen Gesprächen unterscheiden. Das wertvolle Gespräch wird auch weiterhin ein Zuhören verlangen. Tatsächlich hören aber nur sehr wenige Menschen wirklich zu. Die meisten verfolgen, oft unbewusst, die Strategie des oberflächlichen Smalltalks – ein belangloses und meist völlig unverbindliches Gespräch. Die zweite Variante besteht in besagtem Abladen von Spannungen und Missstimmungen. Echte Gespräche kommen vergleichsweise selten vor, aber man erkennt sie fast mit traumwandlerischer Sicherheit: Ihr Gesprächspartner hört Ihnen nämlich wirklich zu.

Das eine Bier

Es gibt eine Form des Rückfalls, die keineswegs so schwer nachvollziehbare Wege beschreitet wie die plötzliche Lust. Sie müssen sich dazu in folgende Situation hineinversetzen: Angenommen Sie haben es geschafft und sind bereits seit vielen Jahren trocken. Alkoholismus stellt für Sie kaum noch ein Thema dar. Da entsteht folgender Gedanke:

»Eigentlich könnte ich mal wieder ein Bier oder ein Gläschen Wein zu mir nehmen. Aber wirklich nur eines. Eines kann doch nicht schaden. Und ich trinke wirklich nur ein einziges Bier. Ich könnte mich sogar auf ein einziges kleines Bier beschränken.«

Der nasse Gedanke macht sich gelegentlich auch in der Variation bemerkbar: »Ich habe Wein früher in rauen Mengen in mich hineingeschüttet, jetzt möchte ich diesen edlen Rebensaft nur wegen des Geschmacks trinken. Ich weiß ja schließlich, was mit mir los ist. Es geht mir um den echten Genuss und den unverfälschten Geschmack. Den Rausch suche ich nicht mehr. Das gehört der Vergangenheit an.«

Dieser Gedanke präsentiert sich in einer höchst verführerischen Form. Wie geht es weiter, wenn Sie dem Gedanken nachgeben? Angenommen das festgesetzte Quantum an Bier oder

Wein wird konsumiert. Zunächst ist die Angelegenheit weit weniger spektakulär als zunächst angenommen. Ein wirklicher Genuss ist es *nicht*, weil Sie ja um Ihre Krankheit wissen. Die Folge besteht in einem *schlechten* Gewissen, das *jeden* Schluck begleitet. Außerdem trinken Sie nicht mehr unbelastet und müssen sich bei dieser Aktion ständig beobachten:

»Merke ich schon eine Suchtwirkung oder geht es noch?«

Das Bier haben Sie getrunken, und es ist nichts Spektakuläres passiert. Auch das Glas Wein hat keinerlei Katastrophe hervorgerufen. Sie belassen es dabei, registrieren aber folgenden Sachverhalt: Ein Bier oder ein Glas Wein ruft keinen Absturz hervor. In den nächsten Wochen passiert nichts. Sie unternehmen schließlich einen Wochenendausflug, sitzen in einem Lokal am See, und plötzlich meldet sich unser Gedanke wieder: »Jetzt wäre ein Weißbier recht.« Sie stellen einige genüssliche Überlegungen zu der Geschmacksfrage des Weißbiers an. Eigentlich wollten Sie nichts mehr trinken. Dann erinnern Sie sich. Das mit dem einen Bier ging ohne negative Konsequenzen aus. Dieses eine Bier hat damals keinerlei Katastrophe ausgelöst. Außerdem ist das jetzt bereits einige Wochen her. Warum sollten Sie also auf diesen Genuss hier verzichten? Schließlich können Sie es sich doch auch einmal gut gehen lassen. Die anderen trinken schließlich auch ein Bier. Das sind natürlich keine Alkoholiker, aber es bleibt ja auch bei einem Bier. Sie bestellen sich das Bier, trinken es mit schlechtem Gewissen, und es findet wieder keine Katastrophe statt. Jetzt neigen Sie folgender Überlegung zu: »Wenn ich nur ein Bier trinke, dann passiert mir nichts.«

> Wie geht es höchstwahrscheinlich weiter, wenn Sie dem einen Bier nachgeben?

Die alles entscheidende Frage ist nun – Sie ahnen es schon –, wie es in einem halben Jahr, vielleicht auch erst in einem dreiviertel Jahr mit Ihnen aussieht. In der erdrückenden Mehrzahl aller Fälle haben Sie mit dem geschilderten Experiment Ihre Alkoholikerkarriere wieder aufgenommen. Die

Zukunft sieht folgendermaßen aus: Die Abstände zwischen den einzelnen Bieren verkürzen sich, irgendwann steigt das Quantum an, und anschließend befinden Sie sich wieder dort, wo Sie aufgehört haben. Das gilt selbstverständlich für alle Arten von Alkohol und nicht nur für Bier! Mit dem kleinen Quantum setzen Sie Ihre alte Suchtmaschine im Kopf wieder in Betrieb und aktivieren Ihr *Suchtgedächtnis*.

Dieses Suchtgedächtnis besteht aus fest »eingebrannten« Verbindungen im zentralen Nervensystem von Suchtkranken, die durch wiederholten Alkoholmissbrauch entstanden sind. Sobald der Suchtstoff erneut zugeführt wird, löst das Suchtgedächtnis im Belohnungszentrum des Gehirns die bekannten Lustgefühle aus. Sie haben dieser Maschinerie gleichsam ihren speziellen Sprit zugeführt, ohne den diese Maschine nicht laufen kann. Im trockenen Zustand ist die Maschine stillgelegt, aber sie kann jederzeit reaktiviert werden. Natürlich entfaltet diese Maschine ihre ganze Kraft nicht gleich zu Beginn. Das erste Bier genügt aber bereits, um die Maschine aus ihrem eingemotteten Zustand in eine erste Stufe der Reaktivierung überzuführen. Die Maschine arbeitet dann wochenlang völlig unbemerkt und unterhalb der Bewusstseinsschwelle in Ihrem Kopf.

Was Sie als Belohnung bekommen

Für fast alle Alkoholabhängigen erscheint eine abstinente Zukunft zunächst wie eine Horrorvision, denn sie müssen sich von ihrem flüssigen Stimmungsliebling wirklich trennen. Die ganze Angelegenheit lässt sich aber auch anders betrachten: Manchen droht einfach schon ein massiver körperlicher Schaden, dessen Vorboten der Arzt bereits nachweisen kann. Aber selbst diese Drohung eines elenden Verreckens, man kann es einfach nicht anders sagen, schreckt viele Alkoholiker nicht ab. Offenbar übt die psychische Seite hier mehr Gewalt über uns aus, als es selbst unser Lebenswille vermag. Das Hauptproblem ist das psychische Loch der Abhängigkeit, unsere innere Leere und unsere massiven Selbstzweifel. Einige Aspekte dieses Loches habe ich bereits genauer vorgestellt. Die Abstinenz bietet im Gegenzug ausschließlich positive Seiten. Ich persönlich kenne keinen einzigen trockenen Alkoholiker, der sein abstinentes Leben negativ sieht. Am Anfang steht natürlich regelmäßig die Angst vor dem Aufhören.

Damit sind wir bei den Belohnungen angekommen: Eine erste langfristige Wirkung der Abstinenz besteht darin, dass die depressiven Stimmungen zurückgehen. Aber ich muss hier warnen, weil es nicht ganz so einfach ist. Es kommt dabei sehr stark auf den Einzelnen an, denn die Menschen reagieren in der Anfangsphase ihrer Abstinenz sehr unterschiedlich. Es gibt die beneidenswerten Zeitgenossen, die ohne größere Probleme mit dem Trinken aufhören. Diesen Menschen geht es praktisch sofort ausgezeichnet. Sie können nicht automatisch damit rechnen, auch zu diesen Glücklichen zu gehören. Es kann Ihnen durchaus eine längere Durststrecke – im wahrsten Sinne des Wortes – blühen. Tatsächlich leiden Menschen in der Anfangsphase ihrer Abstinenz oft ganz erheblich. Deshalb ist es in dieser Phase – und in der Folgezeit – außerordentlich sinnvoll, sich in die Gemeinschaft mit anderen trockenen Alkoholabhängigen zu begeben. Warum? Ganz einfach: Geteiltes Leid ist halbes Leid. Man sieht auch, dass es den anderen nicht unbedingt immer und ohne Ausnahme besser geht. Jetzt sind Sie vielleicht schon wieder so weit, dass Sie sich fragen, warum Sie überhaupt aufhören sollten – da blüht einem ja scheinbar ein höchst unangenehmer Lebensabschnitt. Auf der anderen Seite winkt ein sehr hoher, realer Gewinn.

Die Abstinenz lässt uns, auch wenn sie anfangs unangenehme Begleiterscheinungen hat, tatsächlich wachsen, und ich kann aus eigener Erfahrung versichern und beschwören: Sie werden noch einmal geboren. Eine Geburt – auch Ihre erste – ist niemals schmerzlos zu haben. Sie mussten zumindest raus aus dem warmen Bauch, aber der war ja auch schon reichlich eng geworden. Der Lebensspielraum mit der Alkoholabhängigkeit ist im Vergleich nicht nur eng, sondern absolut beklemmend geworden. Wo es eng geworden ist? Fangen wir einmal mit dem Beschaffungs- und Entsorgungsproblem an. Falls Sie schon weiter fortgeschritten waren, haben Sie gelegentlich Tarnungskäufe durchgeführt, sprich: noch etwas in den Einkaufswagen dazugelegt, damit nicht nur Flaschen drinstehen. Sie können diese Menschen jeden Morgen in den Supermärkten beobachten, wenn sie sich für den Tag eindecken müssen. Im Grunde fällt dies unter die Rubrik der Heimlichkeit, über die wir bereits ausführlich gesprochen haben.

Was also als Erstes *wegfällt* und Ihr Lebensgefühl ganz ungeahnt zu steigern vermag, das ist der Eindruck, dauernd auf Ihre Umgebung achten zu müssen. Hat schon jemand was gemerkt oder wie viel weiß der Kollege? Haben die mich neulich so gesehen? Was habe ich bei meinem letzten Filmriss eigentlich angestellt? Alle diese Unwägbarkeiten und Ängste fallen mit einem Schlag weg. Sie müssen nur aufhören zu trinken. Wenn Sie nicht mehr trinken, dann fällt Ihr »Beobachtungsverdacht« sofort weg, weil es an Ihnen nichts mehr zu beobachten gibt. Sie sind ja sonst wie alle anderen auch, nur mit Alkohol können Sie und ich halt nicht umgehen. Sie haben in diesem Moment auch kein Leergutproblem mehr, Sie müssen mit keiner Scheppertasche mehr zur Mülltonne oder zum Altglas-Container. Aber Sie bekommen noch sehr viel mehr.

Sobald unser »Beobachtungsverdacht« wegfällt, entwickelt sich auch unser Selbstbewusstsein neu. Es ist klar warum: Wir drücken uns laufend mit einem Schuldbewusstsein herum. Schon wieder Nachschub geholt oder endlich die ganzen leeren Flaschen entsorgt – ohne dass es jemand gemerkt hat. Ihr ganzes Leben hat sich unter Umständen nur um einen einzigen Punkt gedreht und ist von Ihnen entsprechend organisiert worden: weitertrinken zu können. Ganz banal eigentlich, erschreckend banal sogar. Irgendwann hat die Flasche solchen Raum in Ihrem Leben eingenommen, dass für Sie selbst kein Platz mehr ist, für Sie als ganzer Mensch, der einmal unternehmungslustig war, nicht isoliert und einsam.

Und da sind wir beim nächsten Punkt. Einem der schlimmsten und grausamsten Punkte des Alkoholmissbrauchs – der Einsamkeit. Der Alkoholiker ist der einsamste Mensch der Welt. Und weil er so einsam ist, trinkt er natürlich auch immer mehr. Jeder Mensch benötigt Sozialkontakte, Freundschaft und den Umgang mit anderen Menschen, doch die Fähigkeit zu Sozialkontakten zerstört der Alkohol gründlich. Er steht zwischen Ihnen und anderen Menschen! Jetzt kommt vielleicht ein Einwand: Meine ganzen Sozialkontakte habe ich in der Kneipe, ich bin geschieden, lebe allein, und die Arbeitskollegen will ich nach der Arbeit nicht mehr sehen. Sie sind also der Typ des Gesellschaftstrinkers, und es sieht so aus, als ob Sie in diesem Punkt eine Ausnahme darstellen. Tatsächlich, so Ihr Argument, verschafft Ihnen der Alkohol sogar Sozialkontakte, und Leergutproblem haben Sie auch keines, denn das erledigt schließlich der Wirt für Sie. Tatsächlich gehört in unserer Kultur Alkohol auch zur Geselligkeit dazu, obwohl immer weniger Menschen – und das sind nicht alles trockene Alkoholiker – automatisch Alkohol in der Öffentlichkeit bestellen.

Vielleicht sind Sie also schon in einem sehr speziellen Kreis gelandet? Wie sieht er denn aus, dieser Stammtisch oder der Gesprächskreis in der Stammkneipe? Wie intensiv sind denn die Gespräche, die Sie mit den Menschen da führen können? Oder starren alle nur in ihr Glas hinein wie die Männer in den Filmen, wenn sie mal wieder so richtig von allem die Schnauze voll haben? Sie kennen diese kleinen Helden, die uns vorgeführt werden und die wir manchmal auch selbst zu sein glauben, weil es denen im Film gerade so wie im richtigen Leben geht, nämlich schlecht. Sie befinden sich dann als Alkoholiker auf dem Trip des oben beschriebenen »Armen-Schweinchen-Spiels«.

Viele Ängste fallen mit einem Schlag weg.

In Wahrheit kann die Kneipe der einsamste Ort der Welt sein, weil man entweder nur den Vorwand benötigt, um selbst trinken zu können, die anderen eventuell den gleichen Plan verfolgen, oder die ganze Kommunikation in einer tödlichen Alltäglichkeit und Banalität aufgeht. Letzteres können Sie auf Dauer tatsächlich nur betrunken ertragen. Meine Erfahrung und die vieler trockener Alkoholiker ist, dass der in nüchternem Zustand vorgenommene Besuch solcher Treffpunkte meist mit Verwunderung quittiert wurde. Die meisten können nicht glauben, dass diese Gespräche einmal ihr Lebensinhalt gewesen sein sollen. Man bekommt eigentlich nichts, so empfinden das fast alle trockenen Gesellschaftstrinker im Nachhinein. Sie erinnern sich mit Widerwillen, welche Selbstkontrolle und Energie selbst für diese Gespräche aufgebracht werden mussten, um mit bleierner Zunge noch verständlich zu sein, da man in diesem Augenblick so wahnsinnig Wichtiges glaubte sagen zu müssen.

Als Gesellschaftstrinker haben Sie das Problem der Einsamkeit also auch, nur in einer versteckten Form. Es spricht natürlich nichts dagegen, sich mit anderen Menschen in Cafés, Bistros und Kneipen zum Zweck des Gesprächs zu treffen. Sie sollten als Gesellschaftstrinker, der in Kneipen gesoffen hat, nur genau überlegen, ob Sie durch diesen Besuch nicht in Versuchung geführt werden. Der wesentliche Unterschied wäre, dass Sie früher die Alkoholquelle unter einem Vorwand aufgesucht haben, jetzt aber wegen des Gesprächs mit anderen Menschen. Dieses Gespräch verdient dann auch die Bezeichnung Gespräch, und Sie bekommen tatsächlich etwas.

Sie erhalten die Chance, wieder Sozialkontakte herzustellen, Sie können Ihre Einsamkeit ernsthaft bekämpfen. Jetzt kommt erneut ein Einwand: Manche Alkoholiker stellen fest, dass sie in der Anfangsphase der Abstinenz ganz besonders unter der Einsamkeit leiden. Das kann sogar zu Rückfällen führen. Aber überlegen Sie einmal selbst. Wenn Alkohol zu Einsamkeit führt – vielleicht auch, weil bei Ihren Eskapaden mit anschließendem Lallen selbst die besten Freunde nicht mehr zuhören wollten –, dann müssen Sie in nüchternem Zustand auch diese Einsamkeit verstärkt bemerken. Daran führt kein Weg vorbei. Trotzdem sind Sie jetzt, nüchtern also, in einem gesellschaftsfähigen Zustand. Sie haben das Haupthindernis schon beseitigt, etwas gegen die Einsamkeit überhaupt unternehmen zu können. Das bedeutet freilich nicht, dass es einfach wäre, in unserer modernen anonymen Gesellschaft wirklichen Anschluss zu finden. Das benötigt oft einige Zeit und erfordert von Ihrer Seite auch Initiative. Das ist manchmal ein Teil jener »Durststrecke«, von der ich oben schon gesprochen habe.

Wege aus Isolation und Einsamkeit tun sich auf.

Die so genannten Einsamkeitstrinker, die daheim still und heimlich ihre Alkoholexzesse veranstalten, sind im Übrigen oft nicht so einsam, wie sie sich fühlen. Ihre Einsamkeit ist eine hausgemachte Isolationshaft. Wenn sie betrunken sind, können sie nicht mehr unter Menschen gehen. Viele greifen dann zum Telefon, dort kann man weder das Schwanken noch die Fahne feststellen – nur den Zungenschlag, den man natürlich zu vertuschen versucht. Gute Freunde haben es trotzdem gehört, nur nichts gesagt. Aber auch deren Geduld war endlich, und irgendwann haben sich diese wertvollen Menschen von dem Betroffenen zurückgezogen. Natürlich ist dieses Telefonieren nur ein Ausdruck dafür, dass wir soziale Wesen sind und uns außerordentlich einsam fühlen. Wir sind aber nicht einsam, weil wir Einzelgänger oder unangenehme Typen sind, wir sind einsam, weil uns der Alkohol einsam macht! Doch jeder bekommt die Chance aus seiner hausgemachten Einsamkeit herauszukommen.

Angenommen, Sie haben mit Ihrer Sauferei aufgehört. Sie stellen plötzlich fest, dass Sie furchtbar viel Zeit haben. Warum »furchtbar« viel? Das furchtbar bezieht sich darauf, dass Sie mit dieser Zeitmenge zunächst nicht umgehen können. Das Ganze lässt sich etwa mit folgender Situation vergleichen: Jemand arbeitet sehr viel und hat in dieser Phase faktisch keinerlei Freizeit. In den Arbeitspausen oder in den kleinen Abschweifungen seiner Phantasie gestattet er sich Vorstellungen darüber, was er alles tun würde, wenn er demnächst wieder mehr Freizeit hat. Sobald dieser Zustand eintritt, sitzt der Betreffende zunächst wie gelähmt in der Ecke und kann erst einmal nichts tun. Vielleicht hat er sogar vergessen, was er sich in den Zeiten der hohen Arbeitsbelastung alles ausgemalt hatte. Im Moment der Verwirklichung ist der Kopf wie leergefegt, und er weiß nichts mit sich anzufangen.

Das kann einem Alkoholiker natürlich auch passieren, weil er buchstäblich mit einem Schlag und zwar obendrein noch dauerhaft, ein ganz erhebliches Zeitkontingent zurückerstattet bekommt. Und jetzt soll er von heute auf morgen etwas damit anfangen! Angenommen, Sie würden am liebsten mit anderen Menschen etwas unternehmen. Das Problem ist nur, dass Sie diese anderen Menschen ziemlich vernachlässigt haben, weil Sie durch das Trinken eben kaum noch Zeit für sie hatten. Sobald man nun versucht, alles in kurzer Zeit zu normalisieren, die Uhren quasi schlagartig zurückzudrehen, stellt man fest, dass sich in der Zeit des Trinkens vielleicht doch mehr verändert hat, als man zunächst wahrnehmen konnte. Sie werden also für die Normalisierung Ihrer Außenweltkontakte einige Zeit benötigen. Außerdem kommen noch ganz gewöhnliche Umstände hinzu: Andere Menschen haben nicht immer dann Zeit, wenn Sie es sich gerade vorstellen. Vielleicht wundern sich Ihre Bekannten auch, warum Sie in letzter Zeit verstärkt Kontakt suchen. Eventuell stoßen Sie sogar auf Reserviertheit, weil diese Menschen von Ihnen ja lange Zeit vernachlässigt worden sind. Soziale Beziehungen sind eine ziemlich sensible Angelegenheit, sie wollen gepflegt sein und benötigen auch sehr viel Zeit.

Anfängliche Schwierigkeiten bei Ihrer eigenen »Resozialisierung« beruhen also nicht darauf, dass Sie irgendeinen Makel an sich hätten, Ihren Makel haben Sie mit der Flasche schon abgeschafft. Sie sind keinesfalls ein Unmensch, überhaupt nicht unsympathisch und auch nicht unfähig zu Sozialkontakten. Alles, was Sie für den Umgang mit anderen Menschen benötigen, ist Zeit. Sie haben jetzt Zeit, das Problem ist nur, dass Sie auf einmal zu viel davon haben. Das ist genau die Zeit, die Sie an und mit der Flasche verbracht haben. Würden Sie diese Zeit langsam zurückerhalten, gäbe es gar kein Problem, in der Natur der Sache liegt es aber, dass dieses Zeitkontingent nur als ganzes Paket zurückkommt. Und es ist ein Paket, das nicht unausgepackt in der Ecke stehen kann. Jeder muss es auspacken, ob er will oder nicht.

Zeit ist etwas, das uns als persönliche Zeit einfach zur Verfügung steht, und sie will genutzt sein. Sinnvolle Zeitnutzung oder auch der Genuss von Langeweile, entspanntes Abhängen, richtiges und gewolltes Nichtstun, all das müssen wir eventuell erst wieder lernen. Da sind die Alkoholiker im Übrigen nicht allein, denn viele stressgeplagte moderne Menschen können so etwas oft überhaupt nicht mehr, sondern sind statt dessen auf Daueraktivität eingestellt. Das Gefährliche für uns Alkoholiker besteht nur darin – und da unterscheiden wir uns eben von unseren Zeitgenossen –, dass wir im Fall von zu ausgedehnter Langeweile in eine alte Gewohnheit zurückfallen könnten. Wir reaktivieren eventuell unseren alten Pausenfüller, und dann steht sie eben wieder regelmäßig auf dem Tisch, die Flasche. Wir bekommen also eine ganze Menge an Lebenszeit zurück. Das Problem ist, dass alles sehr abrupt geht, wie bei dem eben entlassenen Gefangenen, hinter dem sich die Tore schließen und vor dem die »ganze Freiheit« liegt. Wir wünschen uns zwar immer die Freiheit, aber wenn wir sie dann haben, wissen wir oft zuerst nicht, wie wir mit ihr umgehen sollen.

Was Sie sonst noch bekommen? Einfach ein zweites Leben. Sie können als Alkoholiker nämlich alles – wieder! – machen. Solange Sie daheim vor Ihrer Flasche sitzen, geht natürlich nichts. Es kann ja auch nichts passieren, weil Sie nur saufen. Vielleicht sind Sie misstrauisch, wenn Sie das lesen, und dies sogar mit Recht: Sie wissen vielleicht nicht, wie dieses Leben aussehen soll, was sich überhaupt groß ändern soll. Im Gegenteil, da ist ein riesiges Loch vor Ihnen, und wenn Sie hinsehen, bekommen Sie sogar Angst vor diesem Nichts. Dieses Nichts hat aber keinerlei bedrohliche Seite, sobald man weiß, worum es geht. Es ist einfach die Zeit, die Sie vorher mit der Flasche verbracht haben. Manche Alkoholiker wundern sich, wie viel Zeit plötzlich zur Verfügung steht. Sie wissen natürlich auch nicht gleich, was sie mit dieser Zeit anfangen können. Wen wundert das?

Die Betroffenen haben vielleicht lange Zeit ihr ganzes Leben nur um den Alkohol herum aufgebaut und die Flasche zum zentralen Lebensinhalt neben der Arbeit erklärt. Und jetzt bekommen sie ein ganzes Leben zurückerstattet, und zwar schonungslos plötzlich! Das kann einen schon erschrecken, weil man es nicht mehr gewohnt ist Zeit zu haben.

Es könnte auch sein, dass plötzlich das Fernsehen langweilig wird. Daran ist nichts Mysteriöses, denn früher hat man vor diesem Apparat gesessen, weil man nicht zu schnell trinken wollte. Ohne wirklichen Grund wird das Programm aber rasch langweilig. Ich gebe das Beispiel, um Ihnen zu zeigen, welches Zeitquantum da auf Sie eventuell zukommen kann. Jeden Abend ein paar Stunden sind nicht gerade wenig. Und erst die Wochenenden! An Ihrem Leben wird und muss sich also einiges ändern.

Sie ahnen vielleicht schon, dass hier ganz andere Dimensionen auftauchen, als Sie zunächst vermutet haben, denn es fallen bei genauerer Betrachtung nicht nur Ihre körperlichen Entzugssymptome, Ihre Angst und Einsamkeitsgefühle weg, wenn

Sie mit dem Trinken aufhören, sondern Sie bekommen einen ganzen Sack voll Möglichkeiten mitgeliefert. Nur erscheint dieser Sack zunächst leer, weil er aus gewonnener Zeit besteht. Was in diesen Sack hineinkommt, bestimmen Sie selbst.

Da wird einiges von Ihnen verlangt: Das kann schwierig werden, Sie waren nämlich vorher völlig passiv, depressiv, zurückgezogen, sozial isoliert. Jetzt sind Sie plötzlich wieder mitten drin in Ihrem Leben und Sie meinen sogar, dass es ganz schön schnell ging, eigentlich zu schnell. Man könnte es aber auch so sehen: Wie lange dauert eigentlich ein Lottogewinn? Antwort: Bis die sechs Kugeln gefallen sind. Und dann haben Sie das Anlageproblem. Sie müssen sich entscheiden, was Sie mit Ihrem Gewinn eigentlich tun wollen. Mit dem Alkohol ist es nicht anders. Er stiehlt Ihnen Ihr Leben, und wenn Sie es zurücknehmen, müssen Sie es auch leben. Ihr ganzes Problem besteht darin, dass Sie noch nicht wissen, was Sie wollen. Sie benötigen zu dieser Selbstfindung wahrscheinlich auch etwas Zeit. Die Belohnung kommt mitunter also etwas verzögert, weil Sie Ihren lustvolleren Ort im Leben erst wieder finden müssen. Schließlich haben Sie jahrelang Ihre ganzen Aktivitäten und Unternehmungen mit Ihrem kleinen »Sorgenbrecher« koordinieren müssen, oder anders gesagt: Die Flasche war immer dabei und konnte jede Pause ausfüllen. Jetzt fängt Ihr Leben ganz einfach an – und zwar mit Ihnen als Persönlichkeit. Es ist ein Neubeginn in vollkommen nüchternem Zustand.

Das ist keineswegs ganz neu für Sie, denn schließlich sind Sie nicht als Alkoholiker geboren worden, sondern erst dazu geworden. Auch wenn es verrückt klingt: Stückweise müssen Sie das Leben noch einmal lernen. Gott sei Dank geht das bei allen Alkoholikern schneller, als sie es empfinden. Und schlimm ist es nun wirklich nicht! Wenn Sie es mit jener bleiernen Zeit an der Flasche vergleichen, der Hoffnungslosigkeit und Depression, dann ist es nur ein Spaziergang. Außerdem haben Sie eine Perspektive gewonnen. Früher gab es nur – wirklich *nur* – die nächste Flasche, jetzt wissen Sie erst einmal nicht, was Sie tun sollen, weil Sie derartig viele Wahlmöglichkeiten haben.

Die Welt steht Ihnen wirklich und wahrhaftig noch einmal offen. Sie können einen neuen Lebensstil entwickeln.

Ihre Wahlmöglichkeiten und die wieder offene Welt verlangen Ihnen auch Entscheidungen ab, was gelegentlich durchaus Planungsstress hervorrufen kann. Gleichzeitig bedeutet jede getroffene Entscheidung für Sie einen nicht zu unterschätzenden Sieg. Jede Entscheidung beweist Ihre wiedergewonnene Autonomie und Selbständigkeit. Eine Frau hat mir in diesem Zusammenhang einmal von einem kleinen Belohnungsritual berichtet, das sie in solchen Fällen konsequent durchgeführt hat. Es besteht darin, sich vor dem Spiegel selbst auf die Schulter zu klopfen. Das liest sich vielleicht etwas schräg, aber die konsequente Belohnung für Ihre vielen kleinen Siege, die sich schließlich zu einem neuen Leben aufsummieren, kann nicht genug gewürdigt werden. Sie sollten sich unbedingt so ernst nehmen und sich kleine Belohnungen ausdenken.

Diese Belohnungsstrategien schaffen nicht nur kurzfristige Unterbrechungen, sondern sie markieren auch Ihre Gewinne. Man könnte sonst gerade die unscheinbaren Verbesserungen, die mit kleinen Schritten erkämpft werden, viel zu leicht übersehen. Wenn Sie sich selbst etwas Gutes tun wollen, dann sollten Sie auf diese Veränderungen besonders achten. Es kann auch nicht schaden, in regelmäßigen Abständen eine Art Kurzbilanz zu ziehen: Wo stehe ich gerade und was habe ich geschafft? Wo sind noch Defizite? Was könnte ich dagegen weiter unternehmen? Wenn Ihnen nicht gleich eine Lösung einfällt, ist das kein Grund zur Beunruhigung. Sie können auch andere fragen oder sich zusätzlich professionellen Rat holen. Entscheidend bleibt aber eines: Wenn Sie aufmerksam hinschauen, kann Ihnen nicht entgehen, dass sich laufend etwas ändert – freilich nicht sofort in gigantischen Maßstäben, sondern eher langsam und im Kleinen.

Wir übersehen solche Veränderungen im Leben leider sehr leicht. Manchmal sind wir sogar so vergesslich, dass wir nur noch eine Stagnation zu sehen glauben. Die Wahrheit ist, dass sich diese Veränderungen laufend abspielen – nur manchmal schneller, manchmal langsamer. Eines dürfen Sie allerdings nicht erwarten – Sie werden keine Wunder erleben. Wunder gehören ins Märchen. Weil Sie das als erwachsener Mensch wissen, laufen Sie auch nicht herum, werfen Frösche an die Wand oder küssen diese Tiere in Erwartung der Verwandlung in Prinz oder Prinzessin. Also erwarten Sie solche Wunder auch nicht von sich selbst! Stellen Sie keine zu hohen Erwartungen an sich! Je höher die Erwartung, desto herber die Enttäuschung. Die beste Haltung besteht in einer gelassenen Neugierde und Aufmerksamkeit, ohne in irgendwelche Zukunftseuphorien zu verfallen. All Ihre kleinen Schritte summieren sich unweigerlich zu einem neuen Lebensstil auf, die Kunst besteht darin, sich über jeden dieser Schritte wirklich zu freuen und sich gleichzeitig vor großen Phantasien und Lebensentwürfen zu hüten.

Überzogene Erwartungen an sich selbst enden nicht selten in Enttäuschungen. Seien Sie also gnädig mit sich selbst. Auch Sie haben ein Recht darauf Fehler zu machen. Niemand ist perfekt.

Nachdem Sie die Flasche weggestellt und Ihr Leben zurückbekommen haben, können Sie sich nun wieder um Ihren Körper kümmern. Er ist etwas, das Alkoholiker ja eigentlich nicht haben. Und wenn sie ihn haben, dann ist er etwas Negatives: Kopfschmerzen, Kotzen, Zittern, Katerstimmung, schwere Entzugserscheinungen, Leberzirrhose – das sind die körperlichen Realitäten eines Alkoholikers, steigend in der aufgezählten Reihenfolge, je nach Dauer der Krankheit. Der Körper tritt nur als Schmerz in Erscheinung, kurz: Er ist für den Verfall bestimmt, nichts, an dem man auch nur andeutungsweise Gefallen finden könnte. Wie sieht es mit Ihrem Körper aus? Genauer: Wie sieht es mit Ihrer Lust an Ihrem eigenen Körper aus? Ich meine hier nicht, ob Sie dem zeitgemäßen Schlankheitsideal entsprechen oder einem durchtrainierten Muskelpaket ähneln. Sie sollen sich ja nicht mit anderen vergleichen. Es genügt die ganz einfache

Frage, wie es Ihnen mit Ihrem Körper geht – also beispielsweise, wann Sie das letzte Mal barfuß über eine nasse Wiese gelaufen sind und das auch gemerkt haben. Auch da können Sie wieder anfangen.

Es ist gar nicht so einfach, seinen Körper wieder schätzen zu lernen. Das kann tatsächlich Arbeit sein, doch Sie sollten es unbedingt tun. Das erleichtert die Auseinandersetzung mit dem eigenen Ich ganz erheblich. Der positive Nebeneffekt besteht übrigens in gesteigerter Attraktivität für andere. Solange man den Bierbauch füttert, hat das keinen Sinn, aber jetzt – nach dem Trinken – gewinnt diese Seite wieder eine ganz neue Bedeutung. Natürlich sollte man es nicht übertreiben und sich auch darauf einstellen, dass die Wirkung nicht sofort eintritt. Entscheidend ist in jedem Fall, dass Sie auf diesem Weg überhaupt erst wieder zu der Lust an Ihrem Körper zurückfinden.

Dieser neue Umgang erfordert selbstverständlich auch eine gehörige Portion an Regelmäßigkeit und Geduld. Aber gerade dies sind sehr wichtige Aspekte, wenn es um das Ausfüllen der neu hinzugewonnenen Zeit geht. Es liegt im Grunde auf der Hand: Wenn ich ein gewisses Programm habe, mit dem ich selbst einverstanden bin und das ich mir aus eigenem Antrieb zusammengestellt habe, dann muss ich nicht andauernd überlegen, was ich in meiner freien Zeit tun kann.

Ihr neues Aussehen beschränkt sich selbstverständlich nicht nur auf den Körper, sondern es betrifft in erster Linie Ihr Gesicht. Ich meine nicht nur die extreme Situation, wenn wir nach einem Absturz etwas aufgedunsen ausgesehen haben. Aus den Gesichtern von Menschen lässt sich sehr viel ablesen, und im Fall der Trockenheit hellen sich die Gesichter der Betroffenen regelmäßig auf. Unser Gesicht drückt in gewisser Weise auch unsere innere Stimmung aus. Ohne Alkohol steigt das innere Stimmungsbarometer langfristig immer in positive Richtung, und das zeigt sich in höchst subtiler Weise auch in unseren Gesichtszügen. Wir wirken daher auf andere Menschen positiver, und deren Reaktion wird sich verändern. Es ist so, wie wenn Sie jemanden anlachen. Meistens bekommen Sie ein Lachen zurück.

Nicht immer, aber meistens. Wenn Sie jemanden vergrämt und düster anblicken, dann erhalten Sie höchstwahrscheinlich eine weniger freundliche Reaktion.

Die Veränderungen in Ihrem Gesicht sind ein Dankeschön Ihrer Psyche, und Sie sollten es entsprechend pflegen. Wenn solche Veränderungen stattfinden, dann können wir sie auch nutzen, ja sogar noch mehr tun: Wir können sie genießen. Wenn sich unser Äußeres verändert, liegt es nahe, auch die Kleidung kritischer auszuwählen – mit Sorgfalt und Lust eine Auswahl zu treffen, die zu unserem neuen Selbstbewusstsein passt. Ihr Typ darf sich ruhig ein bisschen schmeicheln und selbst belohnen!

Ihre neuen Kleider kann man sehen. Ihre innere Autonomie, Ihr gewachsenes Selbstbewusstsein, Ihre positive Identität und Ihre gewachsene Selbstkontrolle sieht man nicht direkt. Das alles wirkt aber trotzdem. Menschen sind mehr als nur ihr Outfit, Sie werden das merken! Sie kommen nicht darum herum: Sie sind insgesamt offener, weil Sie nichts mehr verstecken müssen, und das wirkt unterschwellig stärker, als man gemeinhin glaubt.

Machen wir die Rechnung noch einmal auf: Mit Alkohol bekommen Sie nichts außer einem psychischen Loch und körperlichen Schmerzen. Ohne Alkohol können Sie wieder alles machen. Diese Rechnung ist höchst simpel, und welchen Weg man wählt, scheint mehr als klar zu sein. Was uns eventuell zögern lässt, das kann nur die Krankheit selbst sein. Es kommt also wesentlich darauf an, ob man sein Leben von der Krankheit zurückfordert, es ihr wieder nimmt und in eigener Regie fortsetzt.

In erster Linie erhalten Sie die autonome Bestimmung über Ihr Leben zurück. Dabei können Sie unterschiedliche Stufen Ihrer wachsenden Selbstbestimmung vergleichen. Am deutlichsten zeigt sich das an dem wunden Punkt, der Abhängigkeit von der Droge Alkohol: Es sind hier feine Unterscheidungen an uns selbst zu beobachten, diese Unterscheidungen betreffen das Dürfen, das Wollen und das Brauchen. Auf der ersten Stufe *darf* man keinen Alkohol mehr trinken, auf der zweiten Stufe *will* man keinen Alkohol mehr trinken, auf der letzten Stufe *braucht* man das Suchtmittel Alkohol ganz einfach nicht mehr.

Je länger die trockene Phase dauert, desto deutlicher verwandelt sich Ihre Haltung zum Alkohol in der angegebenen Reihenfolge. Dabei kann es durchaus individuelle Unterschiede geben – aber wenn Sie sich ernsthaft mit dem Alkohol auseinander setzen, also eine Gruppe mit der Absicht einer wirklichen Konfrontation mit Ihrem Problem aufsuchen, dann werden Sie unweigerlich eines Tages auf jenem Niveau ankommen, bei dem Sie einfach keinen Alkohol mehr brauchen. Alkohol spielt für Sie als Konsummittel und Droge keine Rolle mehr, denn er existiert so gut wie nicht mehr. Alkohol ist etwas, dem Sie ganz gelassen begegnen.

> Sie gewinnen ein zweites Leben, in dem Alkohol keine Rolle mehr spielt.

Dem entspricht die genau umgekehrte Ausgangsposition: Das Suchtmittel war so dominant geworden, dass ein Leben ohne die Flasche nicht mehr vorstellbar schien. Die Gelassenheit stellt im Übrigen einen nicht zu unterschätzenden Gewinn dar, denn Sie müssen nicht mehr gegen die Versuchung des Alkohols ankämpfen. Wenn Sie aus dieser Position auf Ihre Gefühle zurückschauen – was nicht unbedingt leicht fällt, denn wir können uns nicht beliebig genau erinnern –, dann stellen Sie mit ziemlicher Sicherheit fest, dass Sie früher bedrückt und leer waren. Jetzt hat sich das alte Selbstbewusstsein wieder eingestellt und die dauernden Selbstzweifel verlieren sich.

Sie können sich Ihre Entwicklung auch folgendermaßen vorstellen: Am Anfang können Sie den Alkohol nur durch das akzeptierte Verbot umgehen – Sie dürfen keinen Alkohol mehr trinken. Ihr Weg ist noch relativ schmal. Aber schon auf der Stufe des Wollens gewinnt Ihr Selbstbewusstsein die Oberhand. Der Weg weitet sich, er wird zu einer Straße. Wenn Sie schließlich keinen Alkohol mehr brauchen, hat sich der schmale Pfad in einen mehrspurigen Boulevard verwandelt, auf dem Ihr Leben wieder einen gewaltigen Spielraum gewonnen hat. Vielleicht sind Sie noch nicht so weit, aber Sie können so weit kommen. Trockene Alkoholiker durchlaufen mit schönster Regelmäßigkeit die drei geschilderten Stadien. Am Ende steht die völlige Interesselosigkeit und Gleichgültigkeit gegenüber dem Stoff, der doch einmal die Welt zu bedeuten schien. Irgendwann begegnen Sie dem Alkohol ganz gelassen.

Einen zentralen Punkt der Belohnung für Ihre Trockenheit möchte ich zum Schluss noch ansprechen, er betrifft einen ganz banalen Sachverhalt, der letztlich alle Menschen betrifft. Alle Menschen streben im Grunde nach Genuss und Glück. Wirkliches Glück ist mit Alkohol für Betroffene unmöglich. Mehr gibt es dazu nicht zu sagen. Ohne Alkohol können Sie wieder auf Glück hoffen, und Sie haben wenigstens die gleiche Gewinnchance wie andere Menschen. Mit dem Genuss – und zwar gleichgültig, was Sie als individueller Mensch darunter verstehen – sieht es anders aus. Jedes Suchtmittel relativiert alle anderen Genüsse in unserem Leben, weil es sich im Stadium der Abhängigkeit als dominant erweist.

Alkohol kann sogar extrem dominant werden. Er kann einen Status erreichen, bei dem es in unserem Leben nur noch die nächste Flasche gibt. Alles ist auf diesen einen Punkt hin ausgerichtet. Die Flasche verdrängt unsere Genussfähigkeit, weil sie alle anderen angenehmen Lebensaspekte als unwichtige Nebensächlichkeiten verblassen lässt. Der Alkohol als Suchtmittel erweist sich selbst in den Vorstadien der Alkoholkrankheit als derartig dominant, dass alle anderen Genüsse im Vergleich zu einem Schluck Alkohol eine untergeordnete Rolle spielen. Wer die Flasche verbannt, entdeckt zwangsweise ein reichhaltiges Repertoire von vergessenen und verdrängten Genüssen. Ihre Genussfähigkeit kehrt automatisch zurück, weil die Flasche als höchster Punkt und ultimatives Suchtmittel wegfällt. Genuss am Essen, Genuss am Körper, Genuss an Sozialkontakten, Genuss an Ihren Fähigkeiten, Genuss an Unternehmungen ... Sie können die Liste in eigener Regie und nach eigener Vorliebe ergänzen. Es kommt hier ganz auf Ihre Vorlieben und Neigungen an. Noch wichtiger: Sie können das alles auch ganz einfach tun!

Anhang

Begriffsglossar

Alkoholabhängigkeit: Der Alkohol ist zum Zentrum des Lebens aufgerückt. Im Grunde dreht sich alles nur noch um den Alkohol und die Flasche. Freundschaft, Beziehung, Arbeit, Familie kommen je nach Stadium der Krankheit erst an zweiter Stelle.

Alkoholmissbrauch: Der Alkohol wird als Mittel zur Stimmungsverbesserung eingesetzt – nicht als Durststiller oder wegen des Geschmacks getrunken.

Co-Alkoholiker: Familienmitglieder oder Arbeitskollegen, die den Suchtkranken decken und im Extremfall sogar verdeckt Nachschub besorgen.

Entgiftung: Betrifft die körperliche Seite bei Absetzung des Alkohols. Die Entgiftung kann (muss aber nicht) mit erheblichen Entzugserscheinungen körperlicher Art verbunden sein. Deshalb ist vorher ein Arzt zu konsultieren. Eventuell muss die Entgiftung unter ärztlicher Aufsicht durchgeführt werden, andernfalls kann Lebensgefahr bestehen.

Entwöhnungsphase: Betrifft die psychisch-soziale Seite nach Absetzung des Alkohols. Diese Phase dauert länger als die eigentliche Entgiftung und setzt die Bereitschaft zur Arbeit des Betroffenen an sich selbst voraus. Nach jahrelangem Missbrauch schafft sich der Abhängige wieder ein neues Leben.

Entzugserscheinungen: Es gibt physische und psychische Entzugserscheinungen. Die physischen Entzugserscheinungen bestehen aus motorischer Unruhe, Schweißausbrüchen, Zittern oder Durchfall. Sie klingen – außer in schweren Fällen – nach wenigen Tagen ab. Zu den psychischen Entzugserscheinungen zählen die Unfähigkeit zur Entspannung ohne Droge und die Verstärkung depressiver Neigungen. Diese Entzugserscheinungen klingen erst nach längerer Trockenheit ab. Ihr Auftreten ist jedoch nicht zwingend und variiert je nach Typ des Betroffenen ganz erheblich.

Filmriss: Lücke in der Erinnerung, die durch Alkoholmissbrauch eingetreten ist.

Kontrolliertes Trinken: Der Versuch, wieder normal zu trinken, nachdem bereits ein deutlicher Kontrollverlust gegenüber dem Alkohol aufgetreten ist. Abstinente Phasen sollen beweisen, dass »eigentlich« alles in Ordnung ist. Sobald der »Schein-Beweis« geliefert wurde, geht es wieder weiter mit dem Trinken.

Kontrolliertes Trinken unter Aufsicht: Es gibt mittlerweile Versuche mit dem kontrollierten Trinken, die unter *ärztlicher Überwachung* stattfinden. Es handelt sich um ganze Gruppen von Betroffenen, die hier einen entsprechenden Versuch unternehmen. Dazu gehört auch die Buchführung über das Ausmaß und die Regelmäßigkeit des eigenen Konsums. Die Möglichkeit einer solchen Maßnahme besteht, persönlich bin ich da sehr skeptisch und plädiere ohne Einschränkung für die »Nulllösung«. Wer aber glaubt, nur auf diesem Weg aus dem Alkoholdilemma herauskommen zu können, der sollte es probieren – bevor er nichts unternimmt. Etwas gegen seinen Alkoholismus zu tun, und zwar im Kreis anderer Betroffener, ist allemal besser als nichts zu tun, denn mit jedem Tag liefert man sich der Krankheit mehr aus. Jede Form von Unentschlossenheit stellt den besten Verbündeten der Alkoholkrankheit dar.

Kontrollverlust: Er tritt bei Konsum von Alkohol auf. Die vorher festgesetzte Menge oder ein »normales« Maß werden überschritten. Im Extremfall genügt ein Schluck, und der Betreffende betrinkt sich anschließend hemmungslos.

Pegeltrinker: Hält einen bestimmten »Alkoholpegel«, den er sorgfältig über den ganzen Tag ausbalanciert. Er ist nie nüchtern, erleidet aber keinen Kontrollverlust.

Problemtrinker: Greift bei Stress oder anderen unangenehmen Vorkommnissen regelmäßig zur Flasche.

Quartalstrinker: Heftige Räusche und Abstürze, manchmal auch über mehrere Tage und dies in regelmäßigen Abständen, kennzeichnen den Quartalstrinker.

Scheppern: Das Zittern – vor allem der Hände und der auseinander gespreizten Finger nach Alkoholmissbrauch und bei Abhängigkeit.

Schweißausbrüche: Plötzliche starke Körpererscheinung, die nach einem Alkoholexzess auftritt.

Selbsthilfegruppen: Bestehen aus trockenen Alkoholikern und bieten in der Entwöhnungsphase eine sehr nützliche und unverzichtbare Hilfe mit gegenseitigem Austausch an. Der *regelmäßige* Besuch ist unbedingt anzuraten!

Suchtdruck: Verstärkt auftretende Lust auf Alkohol, die sich bis zu fast zwangsartigem Verlangen steigern kann.

Suchtgedächtnis: Jeder Suchtstoff aktiviert im Gehirn Belohnungszentren, die ihrerseits Lustgefühle hervorrufen. Das Gehirn gewöhnt sich durch wiederholte Einnahme des Suchtstoffes an die künstlich erzeugte Lust und kann bald keine Lustgefühle mehr in eigener Regie herstellen. Dies verschärft sich noch um die Tatsache, dass auch keine normalen Entspannungszustände mehr herstellbar sind. Das Gehirn benötigt den Suchtstoff also bereits für die normale Entspannung. All dies führt zu einer immer stärkeren Verankerung der Suchterscheinung im Belohnungszentrum des Gehirns. Das Suchtgedächtnis lässt sich bei Betroffenen ein Leben lang reaktivieren und stellt daher selbst bei minimalsten Alkoholmengen einen hohen Risikofaktor hinsichtlich eines Rückfalls dar. Aus diesem Grund sollten Alkoholiker beispielsweise keine Schnapspralinen essen, denn das Suchtgedächtnis ließe sich dadurch reaktivieren. Im trockenen Zustand ist es weitgehend stillgelegt.

Suchtkliniken: Manche Abhängige sollten die erste Zeit der Entwöhnungsphase in einer Klinik für Suchtkranke verbringen. Es handelt sich um keine Kasernierung, wie fälschlicherweise oft angenommen wird. Die Suchtklinik ist eine wertvolle Hilfestellung auf dem Weg zur Trockenheit und kein Gefängnis.

Kontakte

Der schnellste Kontakt lässt sich über das Internet herstellen. Entsprechende *Suchbegriffe* sind »Selbsthilfegruppen«, »Alkoholkrankheit«, »Alkoholabhängigkeit«, »Suchtkrankheit« etc.
Es lohnt sich, die entsprechenden Adressen zu durchforsten. Häufig finden sich bei den bundesweit arbeitenden Vereinen auch entsprechende Listen für lokale Veranstaltungen. Wer eine Gruppe sucht, der kann hier sehr schnell die in Frage kommenden Treffpunkte ausfindig machen. Eine Aktualisierung und Überprüfung bei Erstkontakt ist empfehlenswert, da es in Gruppen auch Pausen und Ferienzeiten gibt.

Vereine und Verbände (bundesweit)

AL ANON Familiengruppen – Selbsthilfegruppen für Angehörige von Alkoholikern
AL ATEEN – Selbsthilfegruppen für Kinder und jugendliche Angehörige von Alkoholikern
45128 Essen, Emilienstr. 4
Tel.: 0201/7730-07, Fax: 0201/7730-08
E-Mail: ZDB@Al-Anon.de
URL: www.al-anon.de und www.alateen.de

Anonyme Alkoholiker (AA) Interessengemeinschaft e.V.
Gemeinsames Dienstbüro
84177 Gottfrieding-Unterweilnbach, Waldweg 6
Tel.: 08731/32573-0, Fax: 08731/32573-20
E-Mail: aa-kontakt@anonyme-alkoholiker.de
URL: www.anonyme-alkoholiker.de
Bemerkung: Hier gibt es eine spezielle Karte zur Auswahl lokaler Selbsthilfegruppen

Arbeitsgemeinschaft Katholischer Fachkrankenhäuser für Suchtkranke e.V.
79104 Freiburg, Karlstr. 40
Tel.: 0761/2003-63, Fax: 0761/2003-50
E-Mail: akf@caritas.de
URL: www.akf.caritas.de/1431.html

Blaues Kreuz in der Evangelischen Kirche – Bundesverband e.V.
44149 Dortmund, Julius-Vogel-Str. 44
Tel.: 0231/58641-32, Fax: 0231/58641-33
E-Mail: bke@blaues-kreuz.de URL: www.blaues-kreuz.org/

Blaues Kreuz in Deutschland e.V.
42289 Wuppertal, Schubertstr. 41
Tel.: 0202/62003-0, Fax: 0202/62003-81
E-Mail: bkd@blaues-kreuz.de URL: www.blaues-kreuz.de

Bundesverband der Freundeskreise für Suchtkrankenhilfe
Selbsthilfeorganisation
34117 Kassel, Untere Königsstr. 86
Tel.: 0561/780413, Fax: 0561/711282
E-Mail: mail@freundeskreise-sucht.de
URL: www.freundeskreise-sucht.de

Bundeszentrale für gesundheitliche Aufklärung
51109 Köln, Ostmerheimer Str. 220
Tel.: 0221/8992-0, Fax: 0221/8992-300
E-Mail: poststelle@bzga.de URL: www.bzga.de
Sucht und Drogen Hotline: 01805/313031
(Mo–So, 0:00–24:00 Uhr, 14 Ct./Min.)
Bemerkung: Internetsuche für Suchtberatungsstellen in Deutschland nach Ländern und Orten

buss - Bundesverband für stationäre Suchtkrankenhilfe e.V.,
34131 Kassel, Wilhelmshöher Allee 273
Tel.: 0561/779351, Fax: 0561/102883
E-Mail: buss@suchthilfe.de
URL: www.suchthilfe.de/Kliniken/bundesuebersicht.htm
Bemerkung: Übersicht zu Fachkliniken in der Bundesrepublik

Deutsche Gesellschaft für Suchtmedizin e.V.,
Geschäftsstelle, 20246 Hamburg, Martinistr. 52
Tel.: 040/741054221, Fax: 040/741055121
E-Mail: post@dgds.de URL: www.dgds.de

Deutsche Gesellschaft für Suchtforschung und Suchttherapie e.V. (DG Sucht)
59067 Hamm, Wilhelmstr. 125
Tel.: 02381/4179-98, Fax: 02381/901530
Postanschrift: 59004 Hamm, Postfach 1453
E-Mail: dg sucht@t-online.de URL: www.dg-sucht.de

Deutsche Hauptstelle für Suchtfragen e.V. (DHS)
59065 Hamm, Westring 2
Tel. 02381/9015-0, Fax: 02381/9015-30
E-Mail: info@dhs.de URL: www.dhs.de

Deutscher Caritasverband e.V. Referat: Besondere Lebenslagen
79104 Freiburg i.Br., Lorenz Wertmann Haus, Karlstr. 40
Tel.: 0761/200-0, Fax: 0761/200-572
79004 Freiburg i.Br., Postfach 420
E-Mail: info@caritas.de URL: www.caritas.de

Deutscher Guttempler Orden e.V.
20097 Hamburg, Adenauerallee 45
Tel.: 040/245880, Fax: 040/241430
E-Mail: info@t-online.de URL: www.guttempler.de

Deutsches Rotes Kreuz e.V. (DRK)
Generalsekretariat, 12205 Berlin, Carstennstr. 58
Tel.: 030/85404-0, Fax: 030/85404-450
E-Mail: drk@drk.de URL: www.drk.de
Bemerkung: Suchtberatung

Elterninitiative alkoholgeschädigter Kinder e.V.
47166 Duisburg, Goethestr. 90
Tel.: 0203/560975

Fachverband Sucht e.V.,
53175 Bonn, Walramstr. 3
Tel.: 0228/261555, Fax: 0228/215885
E-Mail: sucht@sucht.de URL: www.sucht.de

FABA e.V. Förderverein zur Aufklärung und Beratung von Alkoholkranken und Angehörigen
82031 Grünwald, Portenlängerstr. 1
Tel.: 0179/1092386
E-Mail: faba@faba.de URL: www.faba.de

Gesamtverband für Suchtkrankenhilfe im diakonischen Werk der Evang. Kirche in Deutschland e.V,
14195 Berlin, Altensteinstr. 51
Tel. 030/843123-55, Fax: 030/83001-222
E-Mail: gvs@sucht.org URL: www.sucht.org
Bemerkung: Adressen/E-Mail von Therapieeinrichtungen und Kontakt- und Suchtberatungsstellen nach Bundesländern geordnet

Gesellschaft gegen Alkohol und Drogengefahren (GAD) e.V.
Bundesgeschäftsstelle, 39104 Magdeburg, Planckstr. 4–5
Tel.: 0391/56566-14, Fax: 0391/56566-20

Kreuzbund e.V. - Selbsthilfe und Helfergemeinschaft für Suchtkranke und deren Angehörige
59065 Hamm, Münsterstr. 25
Tel.: 01805/410450, 02381/67272 0, Fax: 02381/67272 33
E-Mail: info@kreuzbund.de URL: www.kreuzbund.de,
Bemerkung: Regionale Verbände nach Städten geordnet

LZG - Landeszentrale für Gesundheitsbildung
80336 München, Landwehrstr. 60–62
Tel.: 089/163303, Fax: 089/169384
URL: www.lzg-bayern.de/zis/index.htm

Landesstellen gegen die Suchtgefahren

Landesstelle für Suchtgefahren in Baden-Württemberg
70173 Stuttgart, Stauffenbergstr. 3
Tel.: 0711/61967-0, Fax: 0711/61967-67
E-Mail: info@suchtfragen.de URL: www.suchtfragen.de/
Bemerkung: Suchtberatungsstellen, Fachkliniken, Selbsthilfeverbände

Bayerische Koordinierungsstelle gegen die Suchtgefahren/
Arbeiterwohlfahrt
80686 München, Edelsbergstr. 10
Tel.: 089/5467540, Fax: 089/54779449
E-Mail: info@bayern.awo.de URL: www.bayern.awo.de

Landesstelle Berlin gegen die Suchtgefahren
10585 Berlin, Gierkezeile 39
Tel.: 030/348009-0, Fax: 030/348009-66
E-Mail: buero@landesstelle-berlin.de
URL: www.landesstelle-berlin.de

Brandenburgische Landesstelle gegen die Suchtgefahren
14471 Potsdam, Carl-von Ossietzky-Str. 29
Tel.: 0331/9637-50, Fax: 0331/9637-65
E-Mail: blsev@t-online.de URL: www.BLSeV.de

Hamburgische Landesstelle gegen die Suchtgefahren
20099 Hamburg, Brennerstr. 90
Tel. 040/2849918-0, Fax 040/2849918-19
E-Mail: schroers@suchthh.de URL: www.suchthh.de

Hessische Landesstelle gegen die Suchtgefahren
60322 Frankfurt, Auf der Körnerwiese 5
Tel.: 069/5969621, Fax: 069/5969724
E-Mail: hls@hls-online.org URL: www.hls-online.org

Landesstelle gegen die Suchtgefahren Mecklenburg Vorpommern
19053 Schwerin, Voßstr.15a
Tel.: 0385/7589196, Fax: 0385/7589195
E-Mail: info@lsmv.de URL: www.lsmv.de

Niedersächsische Landesstelle gegen die Suchtgefahr
30177 Hannover, Podbielskistr. 162
Tel.: 0511/626266-0, Fax: 0511/626266-22
E-Mail: info@nls-online.de URL: www.nls-suchtgefahren.de

Arbeitsausschuss Drogen und Sucht der Arbeitsgemeinschaft der Spitzenverbände der Freien Wohlfahrt in Nordrhein Westfalen
48147 Münster, Friesenring 32–34
Tel.: 0251/2709-330, Fax: 0251/2709-573
E-Mail: seiler@dw-westfalen.de
URL: www.inforum-sucht.de

Landesstelle Suchtkrankenhilfe Rheinland Pfalz
67346 Speyer, Karmeliterstr. 20
Tel.: 06232/664-254, Fax: 06232/664-130
E-Mail: diakonie@diakonie-pfalz.de
URL: www.diakonie-pfalz.de
Bemerkung: Verzeichnis (Karte) für ambulante Rehabilitationszentren und alkoholfreie Begegnungsstätten

Sächsische Landesstelle gegen die Suchtgefahren
01097 Dresden, Schönbrunnstr. 5
Tel./Fax: 0351/8045506
E-Mail: slsev@t-online.de URL: www.slsev.de

Landesstelle gegen die Suchtgefahren für Schleswig Holstein
24105 Kiel, Schauenburger Str. 36
Tel.: 0431/5647-70, Fax: 0431/5647-80
E-Mail: mail@lssh.de URL: www.lssh.de

Thüringer Landesstelle gegen die Suchtgefahr
99091 Erfurt, Dublinerstr. 12
Tel.: 0361/7464585, Fax: 0361/7920677
E-Mail: tls.geschaeftsstelle@t-online.de URL: www.tks-tkg.de